JN215886

糖尿病と膵臓がん

長生きするためのヒント

医師・長尾和宏

ブックマン社

はじめに
なぜ「糖尿病」と「膵臓がん」なのか？

糖尿病の人が1000万人を超えました。まさに日本の国民病です。皆さまの周囲にも「あの人もこの人も……」というくらい糖尿病の人がたくさんいるでしょう。私のクリニックにも日々多くの糖尿病の人が受診されます。

一方で、膵臓《すいぞう》がん（膵がんとも言います）も増えています。今、がんで亡くなる人のうち、肺がん、大腸がん、胃がんに次いで4番目に多いのが膵臓がんです。若くして亡くなる方も多く、有名人では**スティーブ・ジョブズさんが56歳で、坂東三津五郎さんが59歳で、千代の富士こと九重親方が61歳で、膵臓がんが原因で旅立たれました。テレビにもよく出**

演されていたジャーナリストの竹田圭吾さんは、51歳という若さでした。

私のまわりでも、同年代ないしは年下の知人が、ここ数年の間に3人、膵臓がんで亡くなりました。実は現在、毎年約3万人の方が新たに膵臓がんにかかり、およそ3万人の方が膵臓がんで亡くなっています。「膵臓がんになる人」と「膵臓がんで亡くなる人」の数がほぼ等しいところに、膵臓がんという病気の厳しさがうかがえます。

難治性がんの代表であり、早期発見が難しいと言われる膵臓がんですが、私は、「糖尿病」をキーワードにすれば、膵臓がんで命を落とす人を減らせるのでは、と考えました。そんな思いからこの本を書きました。私は医者になって今まで35年間、ずっと糖尿病も膵臓がんも両方診《み》てきたので、両者の密接な関係を痛感しています。

なぜ私は両方を診る医者になったのか。私は昭和59年（1984年）に東京医科大学を卒業後、母親が一人で暮らす大阪に戻り、大阪大学第二内科に入局しました。そこは同期の医師が40人も入局する大所帯で、呼吸器内科以外はすべてある総合内科でした。そんな大所帯の第二内科のなかでとくに人気があったのは、糖尿病や高脂血症（脂質異常症）の研究室でした。私も漠然と動脈硬化の研究をしたいと思っていましたが、どちらもすでに満員でした。結局、消化器研究室に、そのなかでも「胃腸膵研究室」という小さな研究室に所属することになりました。

なぜ胃腸膵研究室に空きがあったかと言えば、仕事が「泥臭い」からでしょうか。今でこそ腸内フローラとか腸内細菌とか便移植とか、「腸」が大ブームですが、当時（今から35年前）は、「便を触る医者は下劣な医者、血液を触る医者は高級な医者」と言う人がいる時代でした。腸を診るということは、便を触るどころか、実際、便が顔に飛んできますから。また、「画像診断など医学ではない」とも言われました。血糖値や血圧など、数値で判断するのが医学であって、カメラで覗《のぞ》いてみて「胃潰瘍がある」「大腸がんがある」と言ったところで「画像だけで診断するなんて医学ではない。ちゃんと数字でエビデンスを示しなさい！」なんて怒られた時代でした。そんな雰囲気のなか、胃と腸と膵臓の研究と臨床を行う胃腸膵研究室には空きがあり、拾ってもらえました。その後、糖尿病も膵臓がんも診られる医者になれたのは、まさにこの医局、この研究室に所属させていただいたおかげです。もし当時、糖尿病研究室に入っていたらおそらく膵臓の診療に従事することはなかったでしょう。だからこの本を書くこともなかったでしょう。

糖尿病で大病院に20年かかっていたのに、膵臓がんが見つかったときには末期……。

私のクリニックでは、毎日、胃や腸や膵臓の検査を行っているので、胃がんや大腸がんや膵臓がんの〝病気のはじまり〟もたくさん診ています。ここ最近、膵臓がんを見つけることが多くなりました。そして在宅医として、終末期医療にも従事していますから、言わば〃病気の終わり〃もたくさん診ています。

がんの患者さんを自宅でお看取《みと》りすることが、私の日常です。大病院から家に帰ってきた患者さんに、痛みが少なく、穏やかな日々を1日でも長く過ごしていただけるようにするのも、私の仕事です。病院と在宅で今まで合わせて、2200人以上のお看取りをさせていただきました。その内、膵臓がんの患者さんのお看取りは、100人以上ありました。

そうした患者さんのなかには、**「20年間も大病院の糖尿病専門外来に通っていたのに、気づいたら膵臓がんの末期でした……」とか、「糖尿病の治療はずっと受けていたけれど、膵臓の検査を受けたことは一度もありません。まさか、自分が膵臓がんになるなんて……」という方が、何人もおられました。**

大病院に定期的に通っていたのに、なぜ？　と、悔しそうな顔をされた患者さんのお顔を今でも何人かはっきりと思い出します。

従来の糖尿病の専門医は、血糖値は診ますが、血糖コントロールの主役である「インスリン」の出どころである膵臓はあまり診ませんでした。本来は、糖尿病の患者さんこそ、膵臓を診なければいけないはずですが。これからは両者を意識することで膵臓がんの早期発見が可能となり、膵臓がんで命を落とす人が減るはずです。でも現実には、大病院の臓器縦割り医療システムに阻まれて、容易ではありません。しかし**患者さんご自身が、こうした現実を知っていれば、少しは状況が変わるのではないか。膵臓がんで命を落とす人が減るのではないか。糖尿病も膵臓がんも両方診てきた町医者だからこそ、語れる話があるのではないか**――そんな思いから、この本を書いていきます。町医者として膵臓がんの人とたくさん接しているうちに、膵臓がんで命を落とす人を少しでも減らしたい、という思いがどんどん芽生えてきたのです。

はじめに　なぜ「糖尿病」と「膵臓がん」なのか？

本書は、糖尿病や膵臓がんに関する知識があまりない人に向けて書いたものです。糖尿病やがんに関する一般書は世に溢《あふ》れていますが、「糖尿病」と「膵臓がん」を合わせて論じた本は知りません。だから本書では、**「そもそも糖尿病とは」、「そもそも膵臓がんとは」からはじめます。**

私は町医者なので、できるだけわかりやすい解説を心がけました。そんな本書を手に取り、膵臓がんで命を落とす人が1人でも減ることを願っています。

長尾和宏

※なお、本書で述べる「糖尿病」とは、すべて「2型糖尿病」のことを指しています。1型糖尿病はまったく別の病気ですので誤解なきようお願いします。

糖尿病と膵臓がん　長生きするためのヒント／目次

第3章　糖尿病の治療――薬は体質改善までのつなぎ

第4章 膵臓がんで命を落とさないためには

第1章

糖尿病と膵臓がんの密接な関係

ヒント 1-1 糖尿病になると、がんになるリスクが2割以上増えます

糖尿病になると、がんになりやすい。これは多くの疫学研究から明らかになっている事実です。その割には市民にあまり知られていません。少なくとも2割はがんのリスクを上げるようです。がんになりやすいだけではなく、がんによる死亡が増えることもわかっています。

日本糖尿病学会と日本癌学会の調査（2013年）では、糖尿病のない人に比べて、ある人は1・2倍、がんに罹患しやすいという結果が発表されています。さらに血糖値が高いと、がんの手術を受けた後に傷が治りにくく感染症になりやすい、抗がん剤の効きが悪くなることも指摘されています。どうして糖尿病になるとがんになりやすく、がんで死に

やすいのか。**その原因の一つは免疫力の低下です。糖尿病になると体に備わっている免疫システムに異常が起きやすくなります。**血糖管理が不良の糖尿病の人は、体調を崩しやすく、「風邪をひいた」「ヘルペスができた」などと、よく外来に来られます。夏になると足にできた小さな傷からばい菌が入って蜂窩織炎《ほうかしきえん》（皮膚の感染症の一種）を起こして足全体が腫《は》れたりすることも。免疫力が低下するので、ばい菌感染にも弱くなるのです。この免疫力が、がんの発生に大いに関係しています。がん細胞は健康な人の体のなかでも絶えず生まれています。しかしNK細胞（ナチュラルキラー細胞）をはじめとする免疫担当細胞が、くまなくパトロールしてがん細胞を見つけては殺し、がんの発生を未然に防ぎます。私たちはこうした免疫システムに守られています。喩《たと》えるなら、免疫システムは自衛隊のような存在です。がんの増殖や転移が起こらないように、体内を監視してくれている免疫というシステム。ところが、糖尿病になるとその防衛力が低下してがんの発生を見逃しやすくなります。

ヒント 1-2

糖尿病のはじめの頃は、膵臓が無理をしてでもインスリンを出そうと頑張ります

糖尿病は、食生活のバランスが悪いことや、運動不足、肥満などに起因します。すると、インスリンというホルモンの分泌量が少なくなったり、分泌されても上手に働けなくなったりして、体内の血糖の量が増え、血糖値の高い状態が続きます。これが糖尿病のはじまりなのです。

インスリンは、膵臓の「ランゲルハンス島」という組織内にあるβ《ベータ》細胞で作られています。ランゲルハンス島は膵臓のなかに島がたくさん海に浮かぶようにある細胞群で、膵島とも呼ばれます。

糖尿病のはじまりは、インスリンの効きが悪くなるので、膵臓が無理をしてでもよりたくさんのインスリンを出そうとします。

私たちは誰でも食事をするたびに血糖の量が増え、血糖値が上がります。すると直《ただ》ちに膵臓のβ細胞が血糖値の動きをキャッチし、ランゲルハンス島からインスリンを分泌しようとします。インスリンの働きによってそれぞれの臓器は血糖を取り込んでエネルギー源として利用したり、タンパク質を合成したり、新たな細胞の増殖を促したりできます。

インスリンは血糖値を下げる唯一のホルモンなので、糖尿病になってインスリンがたくさん出ることは、一見よいことのように思うかもしれませんが、決してそうではありません。血糖値が高くランゲルハンス島に負担がかかる状態が長期間続くと、β細胞は徐々に疲弊して、ついにはインスリンを分泌する能力が衰えていきます。

言わば糖尿病は、β細胞の燃え尽き症候群です。そもそもインスリンは細胞にブドウ糖を取り込んで細胞を成長させるホルモンなので、**インスリンが増え過ぎると細胞のがん化につながるのではないか、とも言われています。**

ヒント

1-3

血糖値が高くなると、体は錆びて（酸化）、焦げつき（糖化）ます

糖尿病になると、さらに活性酸素の問題も出てきます。活性酸素とは、酸素分子がより反応性の高い化合物に変化したものの総称です。

血糖値が高くなると、全身の血管の内側の壁で慢性的炎症が起こり、活性酸素が発生します。とくに、昨今、**「血糖値スパイク」と呼ばれるように、血糖値が急に上がったり下がったりする乱高下を繰り返すと、全身の血管で大量の活性酸素が生じることがわかっているのです。**

これが細胞内の遺伝子を傷つけて、がん化につながります。血糖値スパイクについては、58～61ページで詳しく説明しています。

活性酸素がある程度以上に増えると体にさまざまな障害が生じます。

その一つが「酸化」で、体を錆《さ》びさせます。それこそ、がんの芽が生じる原因になります。

また、**血糖値が高いと、「酸化」だけではなく「糖化」という現象も起こります。**糖化とは、糖がタンパク質とくっついて熱で変性する反応のことです。トーストを焼くと、表面が焦げますよね。あれが糖化です。血糖値が高い（＝糖が余っている）と、体を構成するタンパク質とくっつきやすくなるので、体内で糖化が起こりやすくなります。糖化が進んだ結果、最終的に作られるものは「ＡＧＥｓ」（終末糖化産物）という、いわば焦げカスのようなものです。これはさまざまな病気に関連していますが、発がんにも関わっています。

だから血糖値が高いと、体を錆びさせもすれば（酸化）、焦がしもし（糖化）、いずれにしてもがんが生じる大きな原因になるのです。このように、糖尿病があるといくつかの理由からがんになりやすくなります。

ヒント
1-4 糖尿病の人は、どんながんになりやすいのか、知っておきましょう

では糖尿病の人は、がんのなかでも、どんながんになりやすいのか。

2010年にアメリカの糖尿病学会とがん学会が発表した報告では、糖尿病は、肝臓がん、膵臓がん、子宮内膜がん、大腸がん、乳がん、膀胱《ぼうこう》がんなどのリスク増加と関連がある一方、前立腺《ぜんりつせん》がんのリスク減少に関連していました。日本でも糖尿病とがんの関連が調べられていますが、40～69歳の男女約10万人を対象とした国立がん研究センターの研究では次のような結果が出ています。

- 糖尿病と診断されたことのある人は、糖尿病がない人に比べて、男性で1・27倍、女性で1・21倍、がんを多く発症していた

- 糖尿病ありの男性で多かったのが、肝臓がん（2・24倍）、腎臓《じんぞう》がん（1・92倍）、**膵臓がん（1・85倍）、**結腸がん（1・36倍）、胃がん（1・23倍）
- 糖尿病ありの女性で多かったのが、卵巣がん（2・42倍）、肝臓がん（1・94倍）、胃がん（1・61倍）

また、同じく日本で行われた「糖尿病と癌に関する委員会」の報告では、糖尿病は次のようながんとの関連が認められました。

- 糖尿病の人はそうでない人に比べて、1・2倍がんになりやすい
- 糖尿病があると、結腸がんが1・4倍増える
- 糖尿病があると、肝臓がんが1・97倍増える
- **糖尿病があると、膵臓がんが1・85倍増える**

これはいくつかの研究データをまとめて再解析したもので、男性約15・5万人、女性約18万人をおよそ10年間追跡調査した結果です。

ヒント

1-5 膵臓がんが先で、後から糖尿病になることもあります

こうした結果を受けて、日本糖尿病学会と日本癌学会は、「糖尿病は、日本人では大腸がん、肝臓がん、膵臓がんのリスク増加と関連する」と結論づけています。**つまり、糖尿病があるとがんになりやすく、なかでもなりやすいがんの一つが膵臓がんなのです。**

一方、**膵臓がんが先で糖尿病を後から発症する人もいます。**

日本膵臓学会の報告（２００７年）によると、膵臓がんの人の既往歴（過去の病歴や健康状態）のなかで、糖尿病が25・９％と、もっとも頻度が高いことがわかっています。

とくに暴飲暴食をしたわけでもなく、生活スタイルが変わったわけで

も体型が変わったわけでもストレスがあるわけでもないのに、**急に糖尿病を指摘された、あるいは、生活習慣を改めて真面目《まじめ》に糖尿病の治療に励んでいるのに、急に血糖管理が悪くなったとき**には、膵臓がんが隠れていることが稀《まれ》ではありません。

糖尿病は血糖値が高くなる血液の病気、という印象をもつ人が多いかもしれません。でも私自身は膵臓の病気であると認識しています。

血糖値を下げるホルモンであるインスリンを出す臓器は、膵臓しかありません。その膵臓にがんができたために、膵臓の働きが低下して、インスリンを出せなくなり、糖尿病になる（糖尿病を急に悪化させる）というパターンがときどきあるのです。

つまり**糖尿病が先で膵臓がんが後のこともあれば、膵臓がんが先で糖尿病が後（二次性糖尿病）のこともありますが、前者が大半です。**いずれにしても、どちらも「膵臓の病気」なので、この二つの病気は密接に関連していることを知っておいてください。

ヒント

1-6 血糖コントロールの悪化が、膵臓がんの重要なサインであることも

このように、糖尿病があることで膵臓がんになりやすくなるだけでなく、膵臓がんの合併症として、糖尿病になる人もいます。

いずれにせよ、糖尿病の悪化が、膵臓がんのサインであることを教えてくれている場合があるのです。**膵臓がんや膵炎になると、インスリンの分泌が低下し、血糖コントロールが難しくなるためです。**それに伴い、膵液が少なくなると消化吸収が悪くなって、下痢や白色便あるいは脂肪便（便器に油が浮くような便）が見られるようになります。

これは海外の研究結果ですが、フランスを中心にした国際研究チームが、２００８年から２０１３年にかけて、約１００万人の２型糖尿病の

人を対象とした後ろ向きコホート研究の結果を解析しています。

その結果、膵臓がんを発症した糖尿病患者は、発症していない患者に比べて、短期間で血糖コントロールが悪化していることがわかりました。経口血糖降下薬からインスリン療法に切り替えた患者では、その３ヵ月以内に膵臓がんと診断された割合がなんと11・９倍に上昇したということです。

これはあくまで海外の研究結果なので、このデータを日本の患者にそのままあてはめることはできませんが、今現在、糖尿病を治療中の人で、急に血糖コントロールが悪化した場合、また、高齢者ではじめて糖尿病と診断された場合は、医師に相談し、膵臓の検査を受けるべきだと考えます。

POINT!

糖尿病があると、がんのリスクは2割増しに、
膵臓がんのリスクは2倍になる。
急に発症・悪化した糖尿病の裏には、
膵臓がんが隠れていることもあるので要注意。

第2章

そもそも糖尿病とは、なにか？

ヒント

2-1 糖尿病の人が、急増しているのはどうしてでしょう

厚生労働省の調査によれば、糖尿病が疑われる成人の推計が2016年に1000万人を超えました（2016年国民健康・栄養調査）。前回の2012年の調査より50万人も増えています。

第二次世界大戦の頃と比べると、数十倍も増えたそうです。私が医者になった1980年代でも、糖尿病はまだ珍しい病気でした。市民病院に勤務していた1990年代でも、今ほどは多くはありませんでしたが、その頃にインスリン治療など専門医療を提供する「糖尿病外来」が開設されました。しかし現在は糖尿病専門医だけではとても診《み》られないくらいに糖尿病の患者さんが激増しました。私自身も、今は毎日、何十人も

の糖尿病の人に関わりますが、かつては特殊な治療であったインスリン療法が、今では町医者においても普通に行う時代となりました。

我が国において糖尿病が急増している理由は、いくつか指摘されています。**まずは食生活が豊かになったからです。**巷《ちまた》には「うまい、早い、安い」の牛丼チェーン店やラーメン店など、安くてボリューム満点な食事が溢《あふ》れ栄養過多になる人が増えました。

もう一つの理由は、歩かなくなったことです。都会はどこも公共交通機関が発達していて、どこに行くにも電車やバスで座ったまま移動することができます。自家用車もタクシーも豊富です。地方に住んでいても、どこに行くにも家の前から車を使ってしまい、あまり歩かない生活になりがちです。都会の人のほうが歩かなそうなイメージがあるかもしれませんが反対です。実は、電車の乗り換え、駅構内の階段の昇り降りなどで、まだ歩く機会があるのかもしれません。そして**食べ過ぎとあまり歩かない結果、肥満の人が増えたことも大きな理由です。**

ヒント

2-2

65歳を超えたら、糖尿病のリスクは誰にでもあります

もう一つ、大きな理由があります。それは、年々進行する我が国の長寿化です。人生百年時代という言葉が生まれたように、年々、日本人の寿命は延びています。今、日本の糖尿病患者のおよそ半分は高齢者（65歳以上）です。**65歳以上の男性の2人に1人、女性の3人に1人が糖尿病か糖尿病予備軍と言われています。**しかし高齢になるほど自覚症状が乏しくなり、合併症が出るまで気がつかないこともあるのです。

膵臓《すいぞう》からのインスリンの分泌量は、加齢とともに減少することがわかっています。さらに加齢によって筋肉量が減って、脂肪が増加することでインスリンに対する反応が悪くなります。また、加齢に伴いインスリ

ン分泌量は低下しますが、とくに食後に高くなった血糖値をコントロールする「追加分泌能」が低下し、食後血糖値が上昇しやすくなります。

インスリンを出す膵臓のβ細胞は、日本人の場合、欧米人と比較して枯渇しやすいと言われています。つまり、欧米人と同じ程度の肥満でも日本人のβ細胞は早くへばってしまうのです。β細胞も、人生百年時代しか想定していなかったのか、それを超えて生きるとさすがに「もうお手上げ」となるのでしょうか。

国が豊かになったことと、長生きするようになったこと――それらが糖尿病増加の原因ならば、ある意味、仕方がないのでしょうか。

いや、人生百年時代だからこそ、できることがあるはずです。**生まれもった体質よりも、社会的な要因が理由であるのなら、そのリスクは減らすことが可能なはず。**そして糖尿病の先に起こり得る病気も防ぐことができるはずです。

ヒント

2-3 糖尿病になると、なぜ、おしっこの量が増えるのでしょうか？

「糖尿病」という名前。考えてみれば、ヘンな病名だと思いませんか。英語では、「糖尿病」のことDiabetes（ディアベテス）と言います。今から約2000年前のギリシア時代、水を飲んでも飲んでも、それ以上おしっこになって出てしまい、最期は干からびて死んでいくという病態から、サイフォンを意味するギリシア語のDiabetesという病名がつけられたということです。

日本では、10世紀頃から中国の医書の翻訳でこの病気は知られていました。明治初期には、蜜尿《みつにょう》病、甘血《かんけつ》、糖血《とうけつ》病、葡萄糖尿《ぶどうとうにょう》などと訳され、大正時代に「糖尿病」に統一されましたが、実は平安時代の書物にすでに糖尿病患者らしき描写が認められています。

平家物語の絵巻物のなかに、太った女性が、口が渇くので水をたくさん飲んでおしっこがいっぱい出てやがて痩せて死んでしまった……というような記述が残っているのです。

では、糖尿病になると、なぜ、おしっこの量が増えるのでしょうか。

それは、**血液中に含まれるブドウ糖の濃度（血糖値）が高くなり喉が渇くからです。**それを薄めようとして水分をたくさん飲んだ結果、排尿の回数や量が増えます。

腎臓《じんぞう》は血中に漂っている余分な糖を水分とともに尿として排泄《はいせつ》します。

おおよそ、**血液中のブドウ糖濃度（血糖値）が160～170㎎／㎗を超えると、余った糖が尿に溢れ出てくるように、予《あらかじ》め腎臓に目盛りが設定されています。**このようにおしっこに糖が出るのが糖尿病ですが、それだけではこの病気の本質をイメージすることが難しいかもしれません。

ヒント

2-4 血糖値よりも、ＨｂＡ１ｃ《ヘモグロビンエーワンシー》を知ることのほうが大切です

そもそも糖尿病は「おしっこに糖が出る病気」だけなのでしょうか。

それでは説明不足です。血糖値がおよそ１７０㎎／dℓを超えると腎臓の目盛りを超えて糖が尿に溢れ出てきますが、１７０㎎／dℓ未満であれば通常尿には出てきません。だからと言って糖尿病を否定できません。

糖尿病は血糖のなかの糖の濃度が高い状態が続いていること。食後に血液中に増えたブドウ糖が肝臓や筋肉、脂肪組織などに十分に取り込まれず、血糖値が高いまま漂っている状態が糖尿病です。血糖値が次の3つのいずれかを満たし、ＨｂＡ１ｃ（ヘモグロビンエーワンシー）が、６・５％以上の場合、糖尿病と診断されます。

- 空腹時の血糖値が１２６㎎／dℓ以上
- 75ｇ経口ブドウ糖負荷試験2時間後の血糖値が２００㎎／dℓ以上
- 随時血糖値が２００㎎／dℓ以上

ＨｂＡ１ｃは、赤血球のなかにあるヘモグロビンのうち、ブドウ糖とくっついたものの割合を表したものです。血糖値が高い状態が続いていると、ブドウ糖とくっつくヘモグロビンも増え、いったんくっつけば赤血球の寿命が尽きるまで元に戻りません。そのため、**ＨｂＡ１ｃは、過去１～２ヵ月の血糖値の平均を反映します。野球に喩《たと》えるなら、直近の「打率」のようなもの。**一方、刻一刻と変動する血糖値は「各打席での結果」です。血糖値は食物の内容や食べ方で常に変動しています。

だから臨床現場では、過去１ヵ月間の血糖変動の総和とも言えるＨｂＡ１ｃを指標にして評価や治療が行われます。**刻々と変動する血糖値に一喜一憂するよりも、過去１ヵ月間の成績を反映しているＨｂＡ１ｃの値を知ることが大切です。**

ヒント 2-5

糖尿病が進行すると、次第に痩せていくのはなぜでしょう

私たちは、ブドウ糖を主なエネルギー源として生きています。細胞内の「解糖系」や「TCAサイクル」などと呼ばれるシステムを使って、ブドウ糖からエネルギーを作り出して生きています。炉（細胞）のなかに石炭（ブドウ糖）を入れて燃やしてエネルギーを作り出すようなイメージです。

糖尿病は「主なエネルギー源であるブドウ糖がたくさんあるのに上手く使えない状態」です。細胞内にブドウ糖がスムーズに入っていかないため、いつまでも糖が血管のなかをうろうろ滞っていて（これが血糖値が高いという状態）、腎臓で尿を作るときに、余った糖が溢れ出てしまいます。

つまり糖尿病とは、**いくら食べてもブドウ糖がエネルギー源としてうまく利用されず、体を素通りして体外へ出ていってしまう残念な状態**です。

糖尿病は軽度なら自覚症状はありませんが、血糖値が高い状態が長く続くと、疲れやすくなったり、体重が減ってきたりします。それは、ブドウ糖が上手く使えないので自分の脂肪や筋肉をエネルギー源として利用するようになるからです。糖尿病の人が、疲れやすいから元気を出そうと思って、ごはんやラーメンをガッツリ食べても、ただ血糖値が上がるだけで全身の細胞で利用されずに体を素通りするだけ。**一向に元気が出ないどころか、膵臓に負担をかけるだけの「悪循環」に陥ってしまいます。**

糖をお金に喩えるなら、「お金がない！」からと、頑張って働いて現金を稼いでも、穴が空いたポケットから稼いだばかりのお金がほとんど落ちてしまい、いつまで経《た》っても貧乏のまま……というような感じでしょうか。糖尿病が栄養失調と同じ状態であることをまずは理解してください。

ヒント

2-6 糖尿病と診断されて、放っておいたらどうなるのでしょう

軽症の糖尿病にはほとんど自覚症状はありません。

先に紹介した平家物語の絵巻物に描かれていた女性のように、「口が渇く」という症状が出るのは、実は血糖値が400㎎/dℓ以上になった場合で、かなり重症になってからです。健康診断で「血糖値が高い」「HbA1cが高い」と指摘されても、多くの場合、本人は痛くも痒《かゆ》くもありません。だからそのまま放置してしまう人が多いのです。

ではどうして、糖尿病を放置してはいけないのか。

糖尿病で血糖値が高い状態が続くと、血管がダメージを受けて動脈硬化が進みます。その結果、さまざまな合併症が起こることが、糖尿病と

いう病気の本当の怖さです。

糖尿病の合併症は、全身の至るところに表れますが、なかでもよく起こるのが神経障害、網膜《もうまく》症、腎症の3つで、三大合併症と呼ばれています。神経障害の「し」、網膜症だから「め（目）」、腎症の「じ」で、「しめじ」と覚えてください。いずれも、高血糖が続くことによって細い血管が詰まったり破たんしたり、末梢《まっしょう》神経や自律神経が侵されることから起こります。毛細血管が張り巡らされている臓器ほど、酸素や栄養が行き届かなくなってダメージを受けます。

目の網膜に張り巡らされた毛細血管がダメージを受ければ網膜症を、腎臓に張り巡らされた毛細血管がダメージを受ければ腎臓の障害を引き起こします。網膜症は最初のうちこそ自覚症状はありませんが、悪化すれば視力が低下し、なかには失明する人もいます。

そして糖尿病性腎症も、悪化すると腎臓が十分に働かなくなる「慢性腎不全」に陥り、さらに悪化すると人工透析が必要となります。

ヒント

2-7

三大合併症だけでなく全身の臓器が弱っていきます

神経障害は、体の隅々に張り巡らされている細い神経もダメージを受けます。痛みやしびれ、感覚が低下する糖尿病の合併症です。

神経も血管で養われているので、高血糖状態が続いて細い血管が滞れば、やっぱりダメージを受けるのです。そもそも糖尿病は、エネルギー源であるブドウ糖が細胞にスムーズに入らなくなってエネルギーに変えられなくなる病気です。神経細胞にブドウ糖が入っていかなくなればその機能を失います。重症糖尿病のため足の一部が壊疽《えそ》（組織が腐ってしまうこと）になり足を切断した——という話を聞いたことはありませんか？　重度な動脈硬化に伴う足への血流障害に加えて、神経障害で感覚が鈍ることが加わります。足に小さなケガをしても気づかなかったり、血流が滞ってケガが治りにくくなったりしがちです。

このように、**糖尿病は「高血糖状態が続くのに伴い、さまざまな合併症が出てくる病気」とも言えます。**２０１０年の日本糖尿病学会の発表によると、糖尿病患者は一般の人に比べて次のようなリスクがあります。

- **腎障害による死亡率が３・８倍高い**
- **虚血性心疾患（心筋梗塞《こうそく》など）による死亡率が１・４倍高い**

糖尿病の三大合併症と呼ばれる神経障害、網膜症、腎症は、どれも細い血管がダメージを受けて引き起こされる病気です。高血糖状態が長く続けば太い血管もダメージを受けて動脈硬化が進みます。そして、ブドウ糖をエネルギー源に活用できないことも相まって、全身のさまざまな臓器の機能が弱っていきます。

ヒント

2-8

糖尿病によって リスクが高まる病気は多岐にわたります

さらに、糖尿病があると、脳梗塞や心筋梗塞の危険性は2～4倍高くなると言われますし、福岡県久山町での長期間の疫学研究では、**糖尿病がアルツハイマー型認知症の危険性を2倍高める**という結果が出ています。また、東京医科大学病院の調査によれば（65歳以上の患者さん240人を対象）、糖尿病の人では認知機能が低下している人が37％と、一般より多いこともわかりました。

そして、私自身も、糖尿病をほったらかしにしているうちにがんになった人をたくさん診てきました。統計上も、**90年代から糖尿病患者さんの死因でいちばん多いのが、がんです。糖尿病患者さんの約4割が、が**

んで亡くなっています。

糖尿病を放置していると、失明、骨粗しょう症、歯周病、足の切断、人工透析に至ることもあれば、心筋梗塞や脳梗塞、認知症、がんになることもある。このように、糖尿病は放置しておくと命に関わる病なのです。

しかし、なかには例外的に、ＨｂＡ１ｃが10％を超えた状態が20年以上続いていようと、なんともないという人もいます。ブドウ糖に対する感受性には個人差があるからです。タバコと同じです。タバコを吸う人は総じて短命になりますが、なかには90歳のヘビースモーカーもいます。体質や、タバコに対する感受性の違いです。

そうした個人差はありますが、総じて言えば、糖尿病は放っておくといろいろな病気を引き起こす病態であり、寿命が縮まります。糖尿病の人の平均寿命は、男性が71・４歳、女性が75・１歳。日本人全体の平均寿命とはおよそ10歳も短いのです。

ヒント

2-9 血糖値を下げるホルモンは、インスリンしか存在しません

血糖値はアクセルとブレーキの両方によってコントロールされています。

血糖値を上げるアクセル役のホルモンは複数あります。膵臓から出る「グルカゴン」や副腎から出る「コルチゾール」などです。一方で、血糖値を下げるブレーキ役のホルモンは、たった一つしかありません。それが、「インスリン」です。「インスリンを打つ」「インスリン注射」などと言うので、インスリンを薬の名前だと思っている人は多いのですが、そうではありません。インスリンは、膵臓から出るホルモンの名称です。

インスリンは、膵臓にある「ランゲルハンス島」という細胞群のなかに

ある「β細胞」から出ています。β細胞内でまずインスリンの前駆体（大きなインスリン）が作られ、分泌直前に小さく分解されて出ていきます。

蛇足ですが、生物学者の福岡伸一さんは『世界は分けてもわからない』（講談社）という本のなかで、世界最小の島として、「ランゲルハンス島」を挙げた素晴らしいエッセイを書いています。

血糖値を上げるホルモンは複数あり、複数の臓器から出ている一方、血糖値を下げるホルモンはインスリンただ一つ。しかも、膵臓のランゲルハンス島のβ細胞からしか出ません。人類の歴史とは飢餓の歴史なので、飢餓に立ち向かうために、アクセルを踏んで血糖値を上げるホルモンはたくさん用意されましたが、ブレーキ役はおそらくあまり必要なかったのでしょう。糖尿病は平安時代にすでにあったと書きましたが、人類700万年の歴史を考えると、糖尿病という病気はごく最近のものです。そしてこんなにもメジャーな病気になったのは、たかだか20〜30年前からのことなのです。

ヒント

2-10 インスリンの本業は、ブドウ糖に細胞のドアを開けること

膵臓のなかのランゲルハンス島が発見されたのは、1869年のこと。自分の名をつけた発見者のランゲルハンス博士は、しかし、この島がどんな役割をしているかまではわからずじまいでした。

インスリンというホルモンが発見されたのは、それから約半世紀後の、1921年のことです。カナダのトロント大学のフレデリック・バンティングと助手のチャールズ・ベストの2人が発見しました。犬から膵臓を取り出し、糖尿病になったところで膵臓からの抽出液を投与して血糖値を下げる実験に成功したのです。この偉大な発見はのちにノーベル生理学・医学賞が与えられるのですが、受賞したのは、バンティング先生

とその指導教官だったジョン・マクラウド先生の２人でした。

さて、**糖尿病になるとブドウ糖がうまく細胞に入っていかなくなると説明しましたが、そこにはインスリンが大きく関わっています。**インスリンは、ブドウ糖を細胞に取り入れる働きをもっていて、その結果、血糖値が下がるのです。つまり血糖値が下がるのは二次的なことで、「結果」です。繰り返しになりますが、**インスリンの役割の本質は、全身の細胞にブドウ糖をしっかり取り込ませることです。**

よくインスリンはホテルのドアマンに喩えられます。筋肉や臓器など、全身のすべての細胞はエネルギー源としてブドウ糖を細胞内に取り込まなければいけませんが、ブドウ糖が細胞のドアをコンコンとノックしても、ドアマンであるインスリンがドアを開けてくれなければなかに入れない仕組みになっています。血糖値を下げるホルモンとして知られているインスリンですが、細胞にブドウ糖を取り込ませることが本来の仕事なのです。

ヒント

2-11 日本人は、太っていない人でも糖尿病になりやすい!?

インスリンは膵臓のランゲルハンス島のβ細胞でのみ作られますが、**日本人はもともとβ細胞の数が少なく、しかも疲れやすい民族です。**血糖値が上がるたびにそれを感知してインスリンが出るのですが、スタミナがなく疲れやすいのです。白人はβ細胞が多く、インスリンを出す能力に優れています。だから、太れるのです。「太れる」という表現はヘンに感じるかもしれません。でも、太っているということは、インスリンをバンバン出せて、体に入ってきたブドウ糖を脂肪細胞に取り込み、脂肪として貯《たくわ》えられるということ。それだけβ細胞の機能が強力で、インスリンをバンバン出しても疲れないという意味です。

白人は太っている人が多いので、糖尿病も多いイメージがあるかもしれません。ところが、インスリンをたくさん出せる白人の場合は、やすやすとは糖尿病にはなりません。

一方、長い間穀類中心の食生活を送ってきた**日本人は生来β細胞の働きが弱いので、軽度の肥満でもβ細胞が容易に疲弊しやすいのです。BMI値（体重を身長の２乗で割った値）が25前後、いわゆる小太り程度でも簡単に糖尿病になってしまう人がいます。**

特定健診、いわゆるメタボ健診では、まず腹囲を測りますよね。

男性の場合85センチ以上、女性の場合90センチ以上で、かつ、高血圧・高血糖・脂質代謝異常のいずれか二つ以上に当てはまると、メタボリックシンドロームと診断されます（日本肥満学会基準）。ところが、我が国では、腹囲が85センチ未満、90センチ未満で糖尿病の人が約６割もいるのです。痩せの糖尿病や小太りの糖尿病が見逃されていることが、メタボ健診の弱点の一つです。

ヒント

2-12 インスリンが多いのに糖尿病になるのはなぜか!?

血液中のインスリン濃度は血液検査で測ることができます（日常臨床では保険診療の規則が厳しいため測れませんが）。糖尿病の人のなかには、むしろインスリン濃度が高い人がいます。とくに、肥満の糖尿病患者さんのインスリン濃度は高いことが多い。つまり、インスリン自体はしっかり出ているわけです。「え？　糖尿病って、インスリンが出ない病気じゃないの？」と疑問に思うでしょう。

なぜ、糖尿病なのにインスリン濃度は高いのか。それは、インスリン自体はしっかり出ているのに現場（全身の各臓器）でうまく使われないからです。血糖値の上昇を感知してそれに呼応して膵臓からインスリンはしっかり出るのに、細胞にブドウ糖を取り込もうと思っても、細胞に上手く入っていかない。ドアマンが開けようとしてもなかなかドアが開かない――。こんな状態を**「インスリン抵抗性」**と言います。

インスリン抵抗性のためにインスリンの血中濃度が高い状態を「高インスリン血症」と言います。インスリン抵抗性と高インスリン血症は裏表の関係です。

２型糖尿病のなかには、大きく分けて、ドアマンがいない（＝インスリンが出ない）タイプと、ドアマンはいるのにドアが開きにくくなっている（＝インスリンの効きが悪くなっている）タイプがあるのです。

遺伝的にインスリンが枯渇しやすくほとんど出なくなる人もいますが、糖尿病患者さんで多いのが、インスリンは出ているけれど、インスリン抵抗性が高くて、インスリンが充分に働かない状態です。**肥満に伴う糖尿病の多くは、インスリン抵抗性型の糖尿病です。**

ヒント
2-13
「肥満」には、よい肥満と悪い肥満の2種類がある

意外に思われるかもしれませんが、肥満は精神科領域の病気として扱われていました。私が医学部で学んでいた頃は、精神科の教科書に「肥満」という項目がありました。肥満が「内科の病気」として捉えられるようになったのは、私が医者になった後なので、比較的最近のことです。ただ食欲をコントロールできない、甘いものを食べ出したら止まらないという意味では、脳内におけるブレーキ機構が関わっているので、脳の病気であるという認識はあながち間違いではないとも思います。

さて、「肥満」とはどういう状態か。**端的に言えば、余分な脂肪が体内に蓄積した状態です。**あなたは、ご自分のＢＭＩ値を把握しています

か？　25以上が軽度肥満、30以上が中等度肥満、35以上が高度肥満です。外科手術において開腹すると、いきなり胃や腸が見えるわけではありません。鮮やかな黄色の簾《すだれ》のようなものが出てきます。それが内臓脂肪です。裏で悪だくみをしている人を腹黒と呼びますが、実際の腹のなかは真っ黄色です。私が医者になった頃、内臓脂肪は臓器を守るクッションのような存在と考えられていました。ところが大阪大学第二内科で、後に脂肪細胞から「アディポネクチン」という善玉ホルモンが多数分泌されていることが発見されました。なんと**脂肪組織は、人体最大の内分泌臓器だったのです。**

脂肪には内臓脂肪と皮下脂肪の2種類があります。皮下脂肪は手で摑《つか》める脂肪ですが内臓脂肪は目や手ではわかりません。内臓脂肪が蓄積した状態のことを内臓肥満と呼びます。内臓肥満は悪性の肥満、皮下脂肪が多い状態は良性の肥満とも言います。実はこの、内臓肥満のほうが問題です。

ヒント
2-14
「肥満」は、あなたのβ細胞を疲れさせる

脂肪組織が善玉ホルモンを分泌する一方、内臓脂肪の割合が増え過ぎると、悪玉のホルモンも放出されて炎症を起こし、全身の血管の動脈硬化が進み、いろいろな病気を引き起こします。

内臓脂肪型肥満を一つの起点にして、高血糖、高血圧、脂質異常症、糖尿病、心疾患、脳卒中、認知症……など、いろいろな病気がドミノ倒しのごとく起こる連鎖を、**メタボリックドミノ**と呼びます。そして、内科疾患だけにとどまらず、膝や腰に負担がかかり、ロコモティブシンドローム（運動器症候群）をも引き起こします。

ＢＭＩの正常値は22とされています。それは、ＢＭＩが22の人がもっ

とも死亡率が低いという調査結果からでした。しかし最近は違った意見も出てきており、中高年であれば、25を少し超えた小太り程度までならまったく問題ない人も多くいます。しかし、ＢＭＩ30以上の中等度肥満になると、よいことは何もありません。**肥満になるとそれだけたくさんの細胞を養わなければいけなくなるので、より多くのブドウ糖とインスリンが必要になります。**それが長期間続くと膵臓のβ細胞が疲弊してインスリンを作る力がなくなり、インスリン分泌が枯渇していきます。

このように、肥満があると徐々に糖尿病の傾向になるわけで、一夜でなるわけではありません。インスリン抵抗性のいちばんの原因は内臓脂肪型肥満です。肥満があるとインスリンの効きが悪くなるので、血糖値を下げようとよりたくさんのインスリンが分泌され、β細胞は疲弊します。だから肥満に伴う糖尿病は痩せるだけで劇的に改善します。

とりあえず、３キロ痩せるための努力をしてみましょう。β細胞の機能も、体重を減らすことで、ある程度は回復します。

ヒント

2-15

加齢とともに、糖尿病の危険が増える⁉

年を取れば、糖尿病になりやすい――。このことは、長年町医者をやっていると自《おの》ずと気づかされます。10年、20年と長期にわたり同じ患者さんを診ていると、とくに生活習慣の乱れもないし、太ってもいない、それなのに年々血糖値が上昇して、気づいたら糖尿病になっているという人が多くおられます。純粋に、加齢に伴う膵臓のβ細胞の疲弊なのでしょう。２０１１年度の統計によれば、糖尿病患者がいちばん多いのは60代～70代で、約６５０万人と言われています。

なぜ昨今、糖尿病が増えているのか？　答えは簡単。昔の人よりエネルギー摂取量が増加するとともに、体を動かさなくなったため運動量が減ったのです。歩かなくなったということです。

そして、なにより寿命が延びたからです。以前は、β細胞が疲れる前に人間は寿命を迎えていたのだと思います。戦後すぐの日本人の平均寿命は50代でした。ところが、今や日本人の平均寿命は80歳をゆうに超え、女性に至っては87歳にまで延びています。「人生百年時代」なんて言われるようになり、「定年後の人生をどう過ごそうか」と右往左往している人は少なくありませんが、β細胞にしても、そんなに長生きすることは想定していなかったために、「え、もうそんなに余力残ってないんやけど……」と困っていることでしょう。だから、寿命が来る前に、β細胞のほうが先に疲弊してしまうという人がたくさんいるのです。

80代になったらβ細胞が疲れてインスリンが出にくくなるのは、肌の潤いがなくなるのと同じで、自然な加齢現象と言えなくもありません。

80代になり、はじめて軽い糖尿病を指摘される人は、β細胞の働きが追いつかなくなるまで長生きしたという証《あかし》とも考えられます。

ヒント

2-16 隠れた糖尿病——「血糖値スパイク」ってなんだ？

日本人の場合は、痩せていても糖尿病になる人がいるため、腹囲を重視するメタボ健診では見逃されてしまうことがある、と書きました。また、「血糖値を測ればわかるだろう」と思うかもしれません。ところが、ここにも大きな落とし穴があるのです。

健康診断の前には「前日の夜は早めに食事を済ませて、朝食は抜いて来なさい」と案内状に書かれていますよね。つまり、健康診断で測る血糖値は多くの場合、空腹時血糖値のことです。空腹時血糖値の正常値は110㎎／dℓ以下です。それだけ見たら正常なのに、実は食べた後の血糖値がバーンと上がる人がいます。空腹時の血糖値は正常でも、食後1

時間の血糖値が１４０㎎／dℓ以上に急上昇することを、「血糖値スパイク」（食後過血糖）と呼ぶようになりました。スパイクとは釘《くぎ》のように尖《とが》った状態。血糖値が食後急に上がった後に急に下がり、尖ったカーブを描くのでこう名づけられました。血糖値スパイクは、空腹時には正常値を呈するため、食後に血糖値を測らなければわからないから、健康診断では見逃されます。病院によっては検査前にブドウ糖の液体を飲んで、その前後で血糖値を測定するところもあるようですが、まだ一般的ではありません。また、血糖値の平均を示すＨｂＡ１ｃにしても、正常ないしやや高くなる程度なのでハッキリとはわかりません。

ある研究では、健康診断で血糖値は正常と判断された人の３分の１に、血糖値スパイクが認められたそうです。別の研究では、20代の痩せ型の女性のなかにも５人に１人、血糖値スパイクが見つかったと言います。過剰な糖質制限ダイエットの影響も考えられます。日本全国で１４００万人が血糖値スパイクを起こしているという予測も出ています。

ヒント

2-17

「血糖値スパイク」は、血管にも、膵臓にとっても迷惑！

血糖値スパイクは糖尿病予備軍に見られる現象であると考えられています。しかし血糖値スパイク自体が糖尿病とは独立した病態である、と指摘する専門家もいます。いずれにせよ血圧にしても血糖値にしても急激な上がり下がり、乱高下があるのはよくありません。

なぜ血圧の上がり下がりがいけないのか。血管の壁に負担をかけて血管の老化（動脈硬化）を早めるからです。では、血糖値のそれがなぜいけないのか。同じように血管の内側の壁に負担をかけて動脈硬化を進めることに加えて、膵臓にも多大な負担をかけているからです。

血糖値の急変動は、血管の内側の膜に活性酸素を増やし、炎症や壊死《えし》を引き起こします。その傷を再生すべく、そこに免疫細胞が集まった結果が動脈硬化であり、血糖値スパイクがあると動脈硬化が促進します。つまり血糖値スパイク自体、動脈の内側の細胞に大きなストレスとなるのです。まだ糖尿病ではなくても、血糖値スパイクを繰り返している人は、脳梗塞や心筋梗塞、さらにがんをも引き起こすリスクが高まります。

健康診断や人間ドックで、糖尿病を指摘されていなくても重大な血管障害が起きる理由はここにあるのかもしれません。また**血糖値の急激な上昇に呼応して膵臓のβ細胞からインスリンが出ます。それがβ細胞にとって大きな負担になるのです。**

喩えるなら、仕事中、ある日いきなり上司に「これ、お願い」と、机にドサッと書類を積まれたようなもの。ちょっとずつ持ってきてくれるならまだしも、ドサッと一挙に置かれると「わっ、仕事が増えた！　働かなー」と大きなストレスとなります。それが1日3回、食事のたびにあると考えたら、どれだけしんどいものか想像できるでしょう。

ヒント
2-18
1日1~2食の人は、1日3食、規則正しく食べてください

厚生労働省の調査（2014年）によれば、健康のために1日3食規則正しく食べるようにしている人の割合は、40~64歳で約45％、65歳以上では約65％ということです。忙しくて食べる暇がないという人もいるでしょうが、多くの人は、太るのを気にしてのことではないでしょうか。

しかし、血糖値スパイクは、朝食抜きや昼食抜きなど、1日1~2食の人に起こりやすいことがわかっています。**1日に食べる量は同じでも、3食ちょっとずつ食べるより、1度にドカッと食べるほうが、血糖値が上がりやすいのです。**それに付随してインスリンもバーッと出るので、その結果、体重が増えます。もしダイエットのために食事を抜いている

のなら、むしろ逆効果です。

血糖値スパイクがあるかどうかを知るには、食後の血糖値を測るしかありません。空腹時の血糖しか測らない健康診断や人間ドックではわからないのです。食事を摂った1時間後に血糖値を測ります。血糖簡易測定器を購入して自分で測ってもいいです。大きな薬局に行けば、1万円程度で買えます。指先に細い針を刺してわずかな血液を出し、その血液を測定機に装着したセンサーにつけて測定します。あるいは、薬局のなかには「ゆびさきセルフ測定室（検体測定室）」というスペースを設け、簡易測定器で血糖値を測定できるところもあります。最近は肌にシールを貼り測定器をあてて連続的に測る機械が登場しました。針を刺さないで測定できる機械については、最終章で詳しく述べます。今後、こうした測定機器が、体温計や血圧計のように各家庭に普及して、いつでも簡単に血糖値がわかる時代になることでしょう。

POINT!

糖尿病とは……血糖値が高い状態。
ブドウ糖をエネルギー源に使えない状態。
放っておくとがんや認知症、
血管病を引き起こす病。
インスリンが出ないか、
インスリンが出ても効きにくくなる病気。
また、糖尿病ではなくても、
食後に血糖値が急上昇する人も危険。

第3章

糖尿病の治療——薬は体質改善までのつなぎ

ヒント

3-1 「肥満」と「肥満症」があることを知っておこう

まず、「肥満」と「肥満症」を、一応区別しておきましょう。

「肥満」とは、単に太っている状態のことです。しかし、肥満イコール病気というわけではありませんから、とくに今すぐ治療を求められるものではありません。医学的に肥満かどうかを決めるのは、体脂肪量となります。その目安として体脂肪量に相関する数値、先ほども紹介したBMI値（体重を身長の2乗で割った値）が世界的に広く用いられています。

WHO（世界保健機関）の基準では、BMI値が30以上で肥満と定義されますが、我が国では、25以上から肥満とされています。これは、日本肥満学会が定義した基準です。なぜ日本人は世界基準よりも低い数値から肥満認定されるのかと言えば、**日本人がＢＭＩ値25を超えると、糖尿病になりやすいというデータがあるからです。他に、耐糖能障害、脂質異常症、高血圧など、糖尿病の合併症の発症頻度が高まることがわかっています。**

一方、「肥満症」とは病名です。もしあなたが「肥満症」と医師に診断されている場合は、肥満に関連、起因する健康障害がある、もしくは、そうした健康障害が予測できるほど、内臓脂肪が過剰に蓄積しているということです。ＢＭＩ値が35以上になると高度肥満と定義されています。今すぐに減量をしないと、命に関わる病気になるかもしれませんよ、という状態であることを知っておきましょう。

単なる「肥満」だけなら疾患とは限りませんが、「肥満症」は疾患であり、医学的に治療が必要となります。両者を区別してください。

ヒント

3-2 体重を減らすだけで、血圧も血糖値もみるみる下がっていく！

私が医者になって3年目のこと。大阪大学医学部附属病院で、体重が100キロくらいある人の主治医になりました。

当時、大阪大学の助手（後に教授）であったメタボリック症候群という呼称の生みの親である松澤佑次先生（現 住友病院院長）の指導のもと、「肥満入院」の患者さんの主治医となったのです。

肥満入院とは、「肥満症」の人に2週間ほど厳しいカロリー制限をしてもらうとともに、毎日自転車こぎなどの運動をしてもらう教育入院のことです。つまり食事療法と運動療法を入院管理下で行うものです。食事は1日1200キロカロリーくらいからはじめて、400キロカロリーまで段階的に下げていきます。すると、みるみる体重が落ちていきます。１００キロの人が、あっという間に10キロほども落ちました。そして、**体重の減少に見事に比例して血圧も血糖値もコレステロール値も尿酸値も劇的に改善し正常化しました。**「痩せるだけで生活習慣病がみるみる消えていく！」と驚いたことを、今でも鮮明に覚えています。

だから、肥満の糖尿病の治療の基本は、インスリン注射でも飲み薬でもなく、徐々に痩せることだと確信しています。肥満の糖尿病の人は、薬の前に体重を減らすことを真剣に考えるべきです。標準体重を目標にして痩せることですべてが解決します。一方、肥満のない痩せの糖尿病は、話は単純ではありません。膵臓のβ細胞が疲弊してインスリンが枯渇している人もいるので、ある一定期間は外からインスリンを少し補うことがあります。しかし、**β細胞に負担をかけない食事を心がけて運動で糖を消費することが大切です。**

ヒント

3-3 肥満の糖尿病の人へのインスリン注射は本末転倒⁉

糖尿病の治療と言えばインスリン注射を思い浮かべる人もいるかもしれません。私は、**肥満の糖尿病患者さんに生活習慣の見直しをせずにインスリンを打ち続けるのは邪道も邪道だと思っています。**なぜか——。太っている人にインスリンを打ったら、なおさら太るからです。

食事に伴って体内に入ってきたブドウ糖は、胃を通って小腸で吸収され、血管に入っていきます。その結果、血糖値が上がるとインスリンが分泌され一旦肝臓に取り込まれた後は全身の血管を経て筋肉細胞や脂肪細胞に取り込まれます。ところが、筋肉を動かさなければブドウ糖は消費されないので、余った分は尿として排出されるか、脂肪細胞に取り込まれ中性脂肪に変換されます。

前述したように、血糖値が下がるのはインスリンの二次的な効果であって、本職は、ブドウ糖を細胞に取り込ませることです。つまり、外からインスリンを投与すれば、血糖値が下がるだけではなくブドウ糖の脂肪細胞への取り込みも促すことになり、結果的に太ります。

２型糖尿病でインスリンをたくさん打っている人の多くは、１年後には太っていきます。２年後にはさらに太っていくでしょう。しかし主治医の先生は、「自己管理ができていないから」とアドバイスをするでしょう。そして、太るとインスリンの効きが悪くなる（インスリン抵抗性が高まる）ので、血糖値が上がってきて、もっとインスリンの量を増やさなければいけなくなります。そうすると、さらに太って、インスリン抵抗性がさらに高まる——。これをインスリン治療におけるジレンマと呼んでいますが、人工的に悪循環を造っていることになります。

ヒント
3-4 インスリン治療は、痩せるまでの「つなぎ」と考える

2型糖尿病の患者さんで「私はインスリンを打っているから大丈夫」と、食べたいものを食べたいだけ食べている人がいます。しかしそれは、間違いです。肥満に伴いインスリン抵抗性が高まっている人にインスリンを打っても合理的ではありません。もっと言えば、肥満の糖尿病に長期にわたってインスリンを打つ行為はどうかと思います。本道は、痩せること。肥満の人は痩せればインスリンを打たなくてよくなります。食事と運動でインスリンが不要になったケースはいくらでもあります。ただ、すぐには痩せられない人には、痩せるまでの「つなぎ」として薬を使うことはあります。薬はあくまで期間限定と考えてください。

では、なぜ、「インスリンは太る」「痩せればインスリンは要らなくなる」ことを糖尿病の専門医はあまり大きな声でいわないのでしょうか。

一つには、患者さんに痩せてもらうことは難しく、言っても仕方がないと最初から諦めているのかもしれません……。

もう一つの理由をある糖尿病専門医が打ちあけてくれました。これは大きな声で言うと怒られるかもしれませんが、インスリンの指導・管理料（在宅自己注射指導管理料）が高いこともあるのではないでしょうか。インスリンの指導・管理料は他の慢性疾患の指導料に比べると高価なので、医業経営上の理由もあるのではないか、という話です。実際、80代、90代の要介護状態になっても主治医（糖尿病専門医）から2種類のインスリンを1日4回注射（インスリン強化療法）することを命じられ、「死ぬまでインスリンを止めることはできない」という悩みを打ちあけてくれた患者さんがいます。**インスリンの「やめどき」を言わない医療側の問題もある**と考えています。

ヒント

3-5 9系統もある糖尿病の薬、その違いを知っておきましょう

2型糖尿病は生活習慣病ですから、まずは食事と運動を見直し、肥満を解消するのが最優先です。ただ、痩せるまでの〝つなぎ〟としてどう薬を使うかが問題です。

今、糖尿病の薬には9系統ほどあります。飲み薬（経口薬）が7系統と、2種類の注射薬であるインスリン製剤とGLP－1受容態作動薬です。

このうち飲み薬は、①インスリンの効きをよくする薬（インスリン抵抗性改善薬）②インスリンの分泌を促す薬（インスリン分泌促進系）③糖の吸収や排出を調節する薬（糖吸収・排泄調節系）の3つに大きく分かれます（③についてはヒント3－7で説明します）。①の、インスリンの効きをよく

する薬の代表が「ビグアナイド系」と「チアゾリジン系」です。

ビグアナイド系は、肝臓が糖を放出するのを抑えたり、筋肉や脂肪でのインスリン抵抗性を改善したり、小腸でのブドウ糖の吸収を抑えたりと、複数の作用機序で血糖値を下げる薬です。もう一つのチアゾリジン系は、主に脂肪組織に働きかけてインスリン抵抗性を改善し、糖を取り込むのを促すというもの。主に脂肪組織に働きかけるため、ビグアナイド系に比べて体重が増えやすいというデメリットがあります。

②のインスリンの分泌を促す薬に該当するのが、「速効型インスリン分泌促進薬」や「スルホニル尿素剤（ＳＵ剤）」、「ＤＰＰ－４阻害薬」など。速効型インスリン分泌促進薬とＳＵ剤はどちらも膵臓《すいぞう》に作用してインスリンの分泌を促す薬ですが、速効型インスリン分泌促進薬のほうは、名前のとおりすぐに効いて、効果もすぐに消えます。食後高血糖の是正が目的です。一方ＳＵ剤は、β細胞に直接作用してインスリンの分泌を促し、血糖値をなかば強制的に下げるので低血糖のリスクがあります。

病態に合わせた経口血糖降下薬の選択

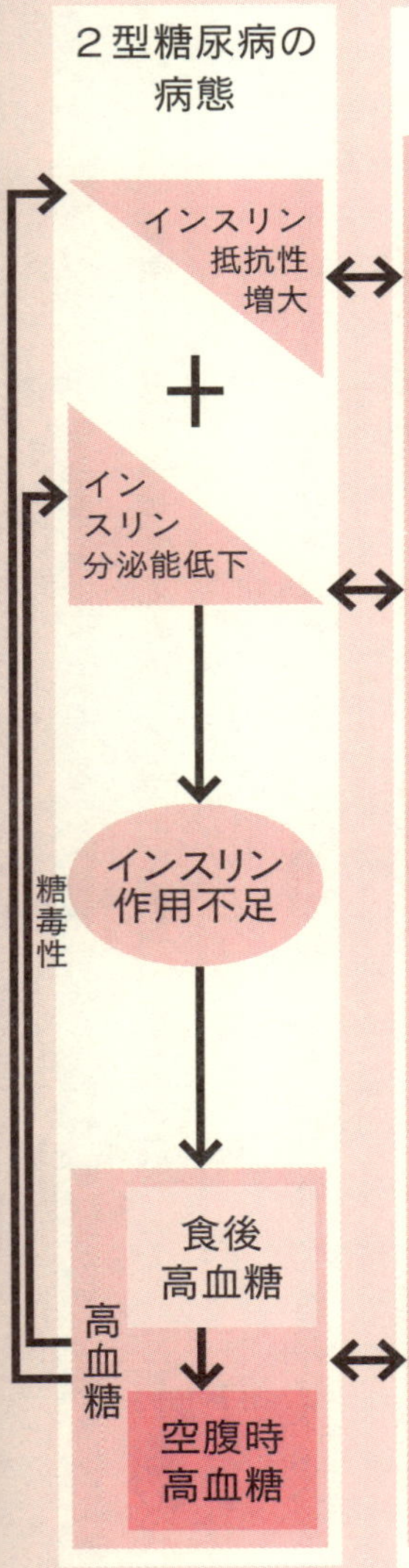

経口血糖降下薬		
機序	種類	主な作用
インスリン抵抗性改善薬	ビグアナイド系	肝臓での糖新生の抑制
	チアゾリジン系	骨格筋・肝臓でのインスリン感受性の改善
インスリン分泌促進系	スルホニル尿素（SU）剤	インスリン分泌の促進
	速効型インスリン分泌促進薬（グリニド薬）	より速やかなインスリン分泌の促進・食後高血糖の改善
	DPP-4阻害薬	血糖依存性のインスリン分泌促進とグルカゴン分泌抑制
糖吸収・排泄調節系	α-グルコシターゼ阻害薬（α-GI）	炭水化物の吸収遅延・食後高血糖の改善
	SGLT2阻害薬	腎での再吸収阻害による尿中ブドウ糖排泄促進

日本糖尿病学会編・著 糖尿病治療ガイド 2016-2017，p31，文光堂 2016

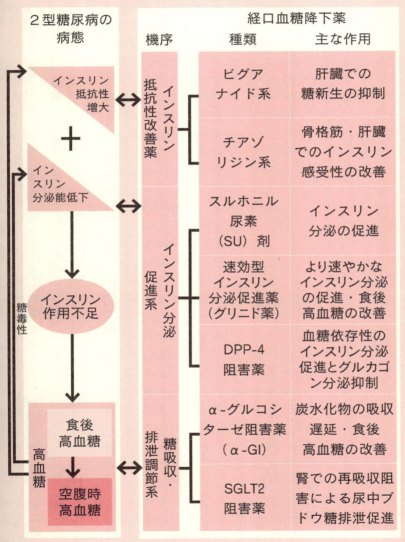

インスリン抵抗性改善薬の作用機序

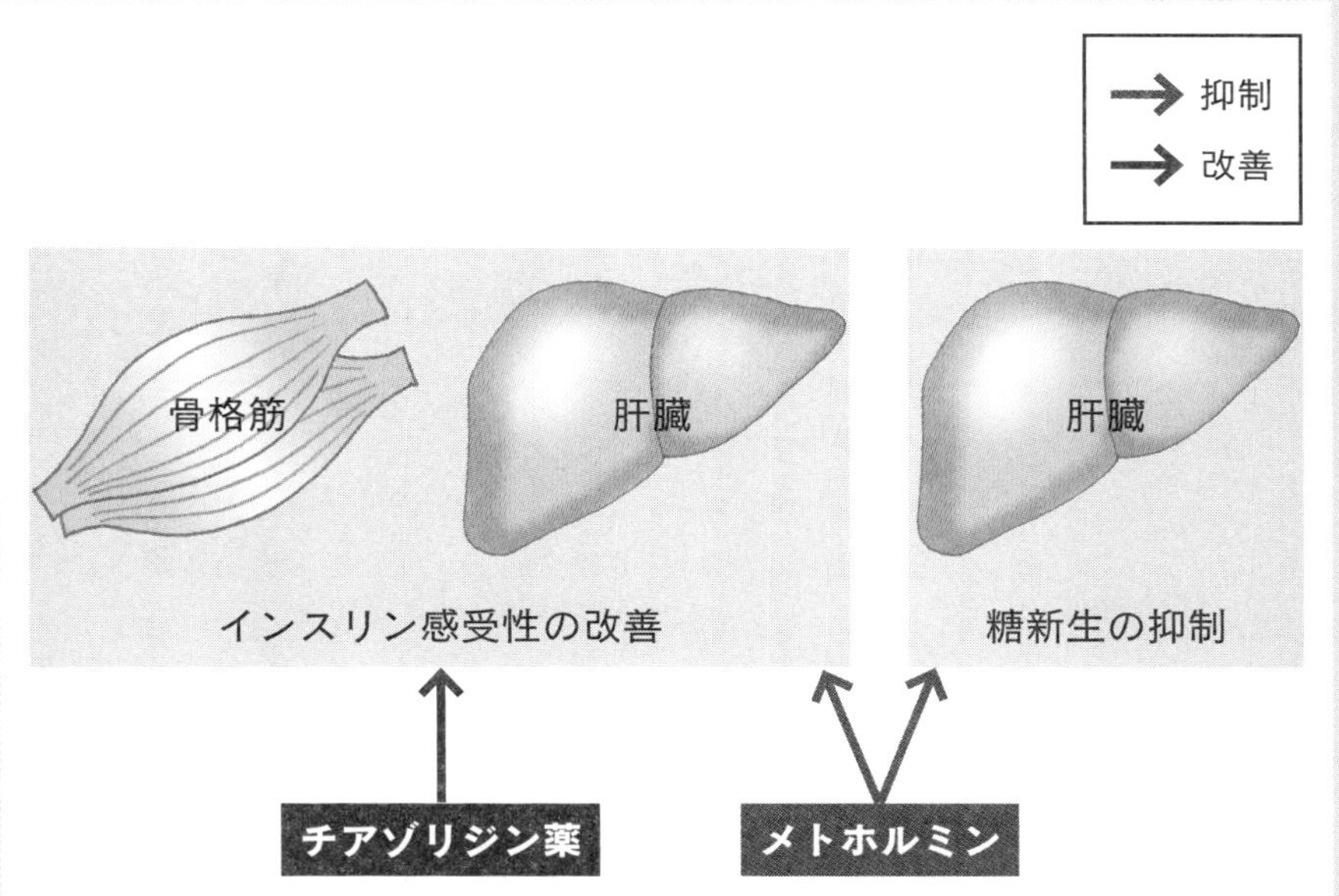

日本糖尿病学会編・著 糖尿病治療ガイドライン 2016, p87, 89, 南江堂 2016 より作図

臨床で使用されるインスリン抵抗性改善薬には、チアゾリジン系とビグアナイド系があります。

チアゾリジン系は、骨格筋や肝臓でのインスリン感受性を高め、インスリンの効きをよくする働きがあり、ビグアナイド系であるメトホルミンは、チアゾリジン系と同様にインスリン感受性の改善作用がありますが、肝臓での糖新生を抑制する働きもあります。

出典：麻生好正（獨協医科大学 内分泌代謝内科主任教授）
「メトホルミンの作用機序と効果」より

ヒント3-6 低血糖が起こりやすい薬と、起こりにくい薬があります

糖尿病に使われる薬は、目まぐるしく変化していると言えます。

私が医者になった頃には、糖尿病の薬は3系統ほどしかなく、主にSU剤が広く使われていました。SU剤の時代が30年ほど続きましたが、今は終焉《しゅうえん》が近くなってきました。というのも、SU剤というのは、膵臓に鞭《むち》打つようなやや荒っぽい治療薬だからです。競馬で、最後の追い込みで騎手がバチンバチンと馬のお尻に鞭を打ちますよね。そうすると、馬は残っていた力を振り絞ってぐんぐんスピードを上げます。でも、それはあくまでラストスパート。ずっと鞭を打ち続けていたら、疲れてゴールまで走れなくなるでしょう。SU剤を喩えるなら、強烈な鞭なので

す。膵臓を無理やり刺激してインスリン分泌を促すので、血糖値はよく下がります。しかし、長く使い続けているうちに膵臓のβ細胞が疲弊して、インスリン分泌が枯渇してしまう。長い目で見るとβ細胞への負担が大きい薬と言えます。また、血糖値が高くなる時間帯だけ効くわけではないので、低血糖を起こしやすい薬です。

一方、**同じインスリンの分泌を促す薬でも、ＤＰＰ－４阻害薬は、日本では２００９年から発売が認められた、比較的新しい薬です。**食後に小腸からブドウ糖が吸収されると、ある〝サイン〟が出て、インスリンが分泌されます。ＤＰＰ－４阻害薬は、そのサイン＝インクレチンの作用を強める薬です。

インクレチンとは十二指腸や小腸から分泌される消化管ホルモンの総称で、血糖値が高いときにしか作用しません。生理的で、ＳＵ剤に比較してマイルドな作用です。そのため、副作用である低血糖が起こりにくいことが最大の利点です。

ヒント 3-7
「痩せる糖尿病薬」？ ＳＧＬＴ２阻害薬はどんな薬なのでしょう？

74ページで③に分類した、糖の吸収や排出を調節する薬として「α《アルファ》－グルコシダーゼ阻害薬」（吸収）と「ＳＧＬＴ２《エスジーエルティーツー》阻害薬」（排出）があります。どちらも、（他の薬との併用がなければ）低血糖を起こす危険性が低いことが特徴です。

α－グルコシダーゼ阻害薬は、小腸からのブドウ糖の吸収を遅らせることで、食後の急激な血糖上昇を抑えるというものです。食前に飲むことで食後の血糖上昇のピークを下げて遅らせます。

ＳＧＬＴ２阻害薬は、２０１４年に出た新しい薬で、現在６種類発売されています。これは尿から積極的に糖を排出することで血液中の糖を少なくしようという、従来の薬とはまったく違う発想の薬だと言えるでしょう。今、痩せる糖尿病薬としても注目されています。

ＳＧＬＴとは、ナトリウム・グルコース共役輸送体と呼ばれるタンパク質の一種で、体内でグルコース（ブドウ糖）やナトリウムといった栄養分を細胞内に取り込む働きをしています。要は、尿細管から血管への糖の運び屋さんなのです。この運び屋さんの邪魔（阻害）をすることで、血管への糖の再吸収が抑えられ、尿中に残った糖はそのまま排泄される結果、血液中の糖が減る、つまり血糖値が下がるという仕組みです。

最近は、慢性心不全や慢性腎臓病（ＣＫＤ）に対しても優れた効果をあらわすこともわかってきました。ただ、尿細管で糖の再吸収が阻害されると、尿の量（水分量）も増えるため、副作用として多尿や頻尿、さらに脱水を起こす人がいます。高齢者や、利尿薬を飲んでいる人は注意してください。さらに、尿路や膣《ちつ》の感染症にかかりやすくなる場合もあり、こちらも要注意です。

ヒント

3-8 複数の薬を組み合わせるのが、糖尿病治療の流行(はやり)です

注射薬のことも説明しておきましょう。インスリンは、51個のアミノ酸からなるホルモンで、これと同じアミノ酸の並び方で人工的に製造されたのが、ヒトインスリン製剤です。インスリン療法とは、このインスリン製剤を注射で補充する方法です。インスリン製剤には、効果が出るまでの時間や、効果の持続時間により、超速効型・速効型・中間型・混合型・持効型の5種類に分けられます。患者さんの状態によって、どのタイプをどれくらいの間隔で打つのかは異なります。

一方、GLP－1受容体作動薬（GLP－1アナログ製剤）は、DPP－4阻害薬と同様に、高血糖時のサイン＝インクレチンを介して血糖値が

高いときにインスリンの分泌を促すというものです。より生理的であり、低血糖が起こりにくいことが利点です。

私が医者になった頃には3系統しかなかった糖尿病の薬が、今では9系統にまで増えました。一人ひとり違う病態に細かく対応できるよう、選択肢が増えたことは糖尿病学の大きな進歩です。そして現在は、これらのなかから複数の系統の薬を組み合わせるのがトレンド（流行）になっています。実際、**糖尿病の薬だけで2〜4系統も処方されている人は決して珍しくありません。あるいは、飲み薬と持効型インスリン（効果がほぼ1日続くインスリン）を併用している人もたくさんいます。**

今、糖尿病の薬を飲んでいる人はまず、自分が飲んでいる薬がどんなタイプの薬なのか、どんな副作用があるのかをよく知ってください。**いちばん注意する副作用は、なんと言っても低血糖です。低血糖を繰り返すと転倒・骨折のリスクも認知症のリスクも上がります。**

ヒント

3-9 新しい薬がいい薬とは限りません 時代を超えて求められている薬も

今複数の薬を使っている人は、主治医とよく相談しながら食事と運動を見直して少しずつ減らす努力をしてください。**そして1種類にまで絞ってください。決して不可能ではないはずです。ビグアナイド系であるメトホルミン**（商品名：「メトグルコ」など）**とDPP－4阻害薬がその最終候補になります。**

ビグアナイド系は、もっとも歴史のある薬です。なかでもメトホルミンは、1957年にフランスで使われはじめました。この薬は、1錠なんと10円足らず（約8円）。1割負担の高齢者なら1錠80銭（1円足らず！）なので、他の種類の血糖降下薬とは値段が一桁《けた》も二桁も違います。

安かろう悪かろうかと思えば、まったくそんなことはなく、むしろ超優等生です。メトホルミンの最大の特徴は、低血糖を起こしにくいことです。体重も増えませんから、肥満の軽症糖尿病の人が飲むならメトホルミンであると私は考えます。最近は、抗加齢作用（アンチエイジング効果）や、がん予防効果も確認されています。メトホルミンを長期間使っている糖尿病患者さんは、その他の薬を使っている患者さんに比べてがんにかかる割合も、がんで亡くなる割合も低いのです。とくに膵臓がんに有効です。

アメリカの内科分泌学会は、９系統ある糖尿病治療薬を定期的にランクづけしていて、２０１３年、２０１６年ともにメトホルミンが第１位を獲得しました。ところが、日本の製薬メーカーはそのことをあまり広めません。安すぎて儲《もう》からないため、今さら広告費も研究費も出ないのでしょう。だから、「製造中止にならなければいいんやけど……」といつも心配しています。地味ですが安価で優秀な薬なので、糖尿病治療薬の主役であることは間違いありません。

メトホルミンの作用機序

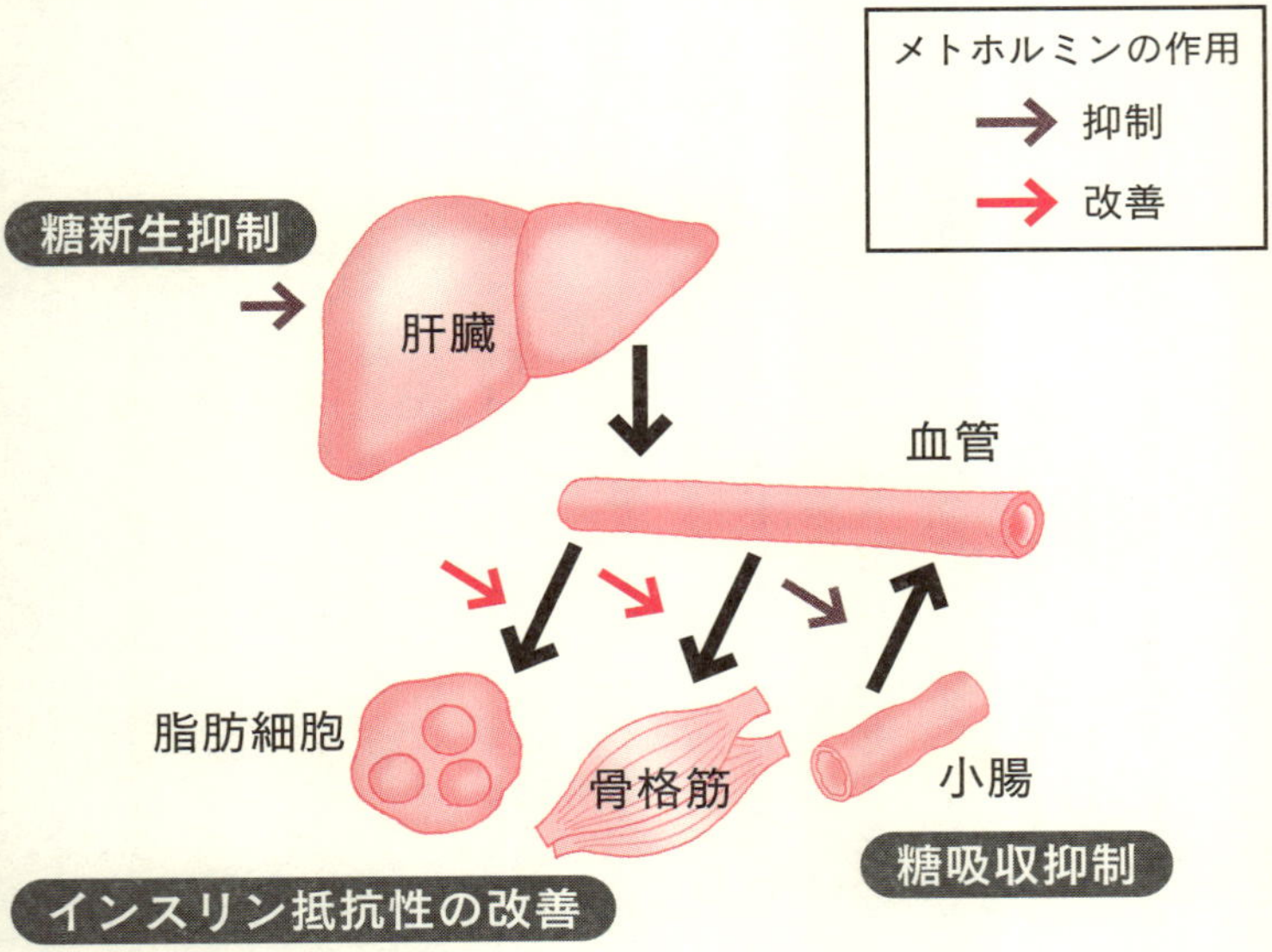

Bailey CJ. Diabetes Care. 1992 ; 15:755-772.
Dunn CJ, et al. Drugs. 1995 ; 49:721-749 より作図

メトホルミンの主な作用は肝臓での糖新生の抑制ですが、その他にも脂肪組織や骨格筋へのグルコースの取り込み促進によるインスリン抵抗性の改善や、小腸での糖吸収の抑制作用が報告されています。

メトホルミンの多彩な作用

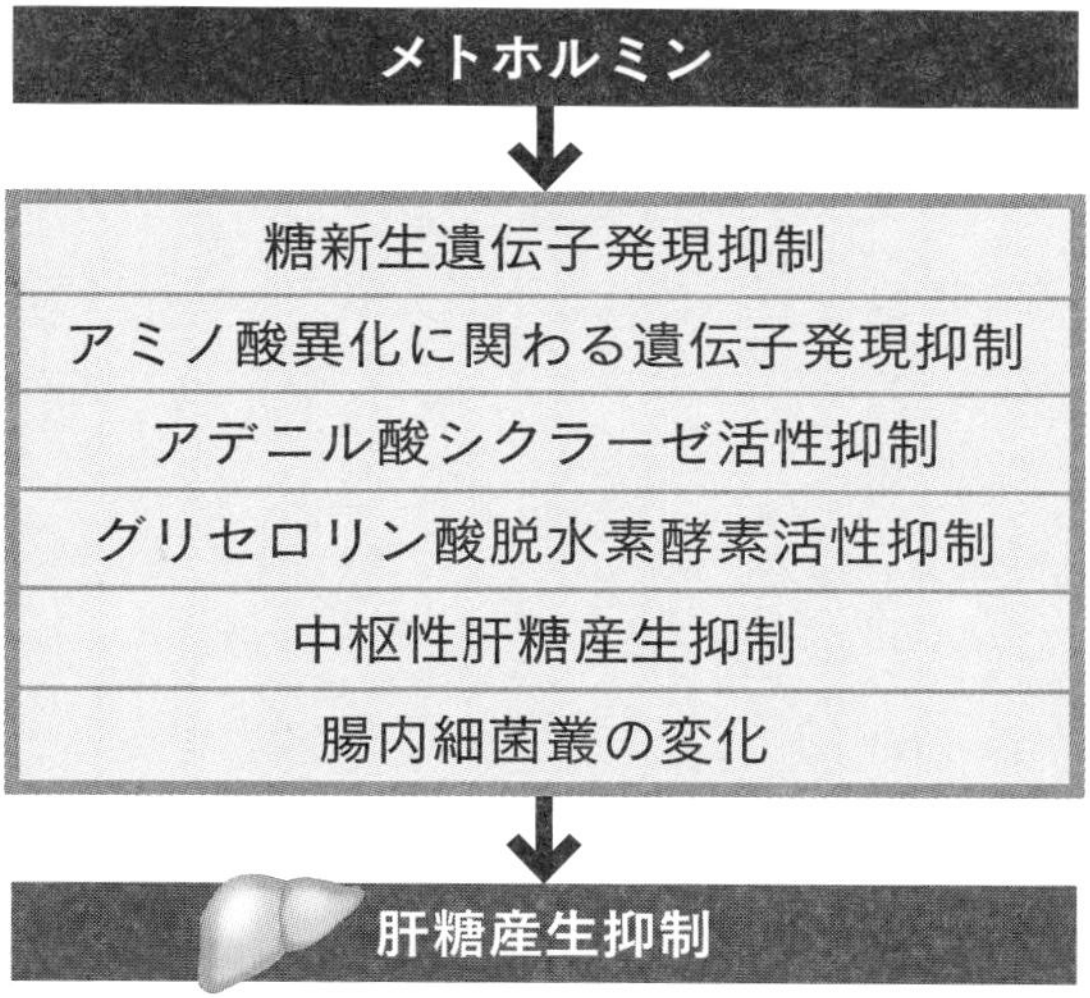

松岡敦子ほか．Pharma Medica. 2017;35:37-41. 図 1 より改変.

糖新生の抑制は、糖新生酵素遺伝子の発現抑制に由来することが広く知られていましたが、最近になって、アミノ酸異化に関わる酵素の転写因子の遺伝子発現の抑制や、アデニル酸シクラーゼ活性の抑制、グリセロリン酸脱水素酵素活性の抑制、中枢性の糖新生の抑制、腸内細菌叢への影響など、新たな糖新生抑制メカニズムが次々に報告され、注目が集まっています。このようにメトホルミンは多彩な作用を有し、さまざまな機序に働きかけ、血糖改善作用を発揮します。

出典：麻生好正（獨協医科大学 内分泌代謝内科主任教授）
「メトホルミンの作用機序と効果」より

ヒント 3-10 いま、何系統かの血糖降下剤を飲んでいる高齢者が減らすべき薬とは？

ＤＰＰ－４阻害薬は、現在、もっとも処方されている血糖降下薬です。人気ナンバーワンで、この10年間はＤＰＰ－４阻害薬が席巻していると言っても過言ではないでしょう。**インスリンの作用を強める効果がありながらも、（やっぱり）低血糖が起こりにくく、高齢者にも使いやすい**のが特徴です。１日１回服用タイプが主流ですが、１日２回服用タイプ、あるいは１週間に１回だけ服用すればいいタイプなども出ていて、在宅医療を受けている患者さんにも使いやすいものです。週１回であれば、服薬管理の負担も軽くなります。一方で欠点といえば、作用がそう強くないことや、薬価が安くはないことです。薬価は新薬ほど高く、古いほど安くなります。ＤＰＰ－４阻害薬はもっとも古いものでも２００９年末の発売なので、半世紀以上経《た》っているメトホルミンに比べると、１錠の薬価はおよそ20倍です。

そうすると**いま何系統か飲んでいる高齢者が減らすべき薬は、インスリン以外ではＳＵ剤になるかと思います。**もし低血糖を起こすと大事故になるかもしれないので、高齢者にはなるべく避けたい薬です。

次にチェックすべき薬は、α－グルコシダーゼ阻害薬です。小腸でのブドウ糖の吸収を遅らせる薬であり、33年前、私が研修医だったときにはα－グルコシダーゼ阻害薬は痩せ薬として治験が行われていました。でも実際は大量に飲まなければ体重は落ちないので認可に至りませんでした。ガスでお腹が張り、便秘や下痢《げり》というつらい副作用があります。1日3回、各食事前に飲まないと効きませんが、これを認知症の人に飲ませるのは至難の業です。

ヒント

3-11

薬を減らしていきたいが、主治医に「やめたらダメ」と言われたら……

先ほどご紹介したSGLT2阻害薬について、もう少しだけ書かせてください。この薬は、当初は高齢者には使ってはいけない、腎臓が悪い人にも使ってはいけないと言われていました。

しかし最近では、「充分使える、いや使うべきだ」という評価に変わってきました。当初は、「比較的若くて体力のある肥満傾向の人」に使う薬とされていたものが、元気な高齢者にも有効ではないか、と適応が変わってきているのです。あるSGLT2阻害薬は、腎臓に負担をかけないことがわかってきて、糖尿病性腎症の治療薬としても、また、慢性心不全を合併した患者さんにも有用であると報告されています。

最初は評判が高くとも、発売から20年、30年と経つうちにガラッと評価が変わる薬がいくらでもあるので、評価の動向を慎重に観察しています。これは糖尿病の薬に限った話ではなく、抗がん剤でも同じです。

ここまでをまとめると、よい薬はビグアナイド系ですが、腎機能が悪い人や後期高齢者には使えません。あとＤＰＰ－４阻害薬となります。**糖尿病と診断されて、すでに複数種類の薬を飲んでいる人は、１種類ずつ減らしていって、メトホルミン（ビグアナイド系）ないしＤＰＰ－４阻害薬に集約化することを目指してください。**そして、ＨｂＡ１ｃが７％台で安定したら、最後に残った１種類も減量や中止までも視野に入れてほしいと思います。

「死ぬまでやめたらダメ」と反対する医師がいるかもしれません。そのときには「食事と運動をさらに頑張ります。今後もＨｂＡ１ｃを測るために通院します」と切り抜けてください。あくまでも薬は最終手段。２型糖尿病は生活習慣病なので、治療の基本はどこまでも食事と運動です。

ヒント
3-12
ＨｂＡ１ｃは、低いほどいいわけではありません

糖尿病の治療で血糖コントロールの指標とされるのがＨｂＡ１ｃです。ＨｂＡ１ｃが６・５％以下だと、コントロール良好と判定されます。以前は若い人も高齢者も区別せずそうでした。ところが最近、高齢者糖尿病の管理目標は**「下げ過ぎると低血糖のリスクがあるのでよくない」**に変わってきました。

２０１６年に日本糖尿病学会と日本老年医学会が、「高齢者糖尿病の血糖コントロール目標」を改めて発表しました。**後期高齢者（75歳以上）か前期高齢者（65歳以上75歳未満）か、認知症があるかないか、日常生活は自立しているかどうか、インスリンや血糖降下薬を使っているかどう**

かで治療目標がかなり異なります。具体的には次のように設定されました。

認知症がない元気な高齢者

飲み薬もインスリンも使っていない人　**7・0%未満**

飲み薬かインスリンを使っている前期高齢者　**7・5%未満**

飲み薬かインスリンを使っている後期高齢者　**8・0%未満**

軽度の認知症がある、または服薬管理が難しい高齢者

飲み薬もインスリンも使っていない人　**7・0%未満**

飲み薬かインスリンを使っている人　**8・0%未満**

中等度以上の認知症がある、または寝たきりの高齢者

飲み薬もインスリンも使っていない人　**8・0%未満**

飲み薬かインスリンを使っている人　**8・5%未満**

以前は一律6・5%以下だったことを考えると、かなり緩和されました。HbA1cが8・0%、8・5%というと、従来の基準では劣等生でしたが、新しい基準では認知症の高齢者であれば優等生だとされます。

ヒント 3-13

低血糖になると、どんなことが起きるのでしょう？

血糖値が50～70以下になると、動悸《どうき》や冷や汗、イライラ、頭がぼーっとする感じ、手や指の震えなどが生じます。さらに重篤になると、めまいや強い脱力感、言葉が出ない、呂律《ろれつ》が回らない、動作がうまくいかないといった症状が起き、意識レベルが低下します。しかし、認知機能が悪いと、本人が低血糖の症状を周囲に伝えることができません。インスリン注射やSU剤などの薬剤によって、自覚症状のない低血糖を繰り返す場合があることが知られています。あるいは重い低血糖を起こし、転倒して骨折すれば、命に関わることもあるのです。

海外の試験でも、高齢者に対して6％以下まで下げようとする厳しい血糖コントロールを行ったところ、死亡率が逆に上がってしまい、試験は急遽《きゅうきょ》中止になりました。**厳密な血糖管理が、かえって命に関わる低血糖を起こしたり、認知症を悪化させて肺炎を引き起こしたりして、死亡率が上がったのです。**ならば最初から治療をしなければいいのではないか——。海外ではそんな意見まで、最近では出てきました。

私も、在宅で診《み》ている独居の高齢者や要介護の患者さんのHbA1cが10％くらいであっても、血糖を下げる治療を追加しないケースがままあります。万が一、間違えて一度にたくさんの薬を使ってしまったら、低血糖を起こして転倒・骨折で寝たきり……となるからです。低血糖になって意識を失うと、そのまま亡くなる可能性さえあります。

そもそも、**糖尿病の治療目的は、血糖値を下げることではありません。**神経障害、網膜症、腎症といった合併症や、心筋梗塞、脳卒中、そして本書の主題でもあるがんのリスクを下げること、進行を防ぐことが、本来の目的。本末転倒にならないよう、広い視野で考えることが大切です。

ヒント

3-14 高齢者は、高血糖より低血糖のほうがずっと危険です

先の血糖コントロール目標において特筆すべきは、飲み薬やインスリン注射を使っている高齢者に関しては「下限値」も設定されたことです。つまり、「これ以上下げてはいけない」という基準です。低血糖を引き起こす可能性がある薬（具体的には、スルホニル尿素剤《SU剤》など）を使っている、あるいはインスリン注射を行っている場合、認知症がない前期高齢者では6・5％未満、後期高齢者では7・0％未満は**「下げ過ぎ」**ということになりました。すでに認知症がある高齢者の場合、7・0％未満、中等度以上の認知症がある高齢者の場合7・5％未満は下げ過ぎとなっています。

これまでは「6・5％以下にしなければいけない」だったのが、逆に、6・5％（または7・0％、7・5％）よりも下げてはいけないと変わったわけです。すなわち、今までは「低ければ低いほどよい」とされていたものが、「高齢者、とくに認知症のある高齢者は低過ぎがよくない」、に大転換しているのです。

これは、日本だけではなく世界的な潮流です。**欧米では「高齢者のHbA1cの値は高くても放置でいい」という意見もあります。**まさに高齢化に伴う当然の「反動」です。世界の共通認識は、「低血糖はよくない」です。なぜ下限値が設けられたのかと言えば、低血糖を防ぐためです。**糖尿病は認知症のリスクを約2倍高めます。しかし低血糖は認知症のさらなるリスクになるのです。**低血糖を起こしたことのある高齢の糖尿病患者は、低血糖の経験がない糖尿病患者に比べて認知症に2倍なりやすいという研究結果が出ています。また、高齢者や認知症のある人の場合、低血糖を起こしても本人も気づかないことがよくあります。

ヒント
3-15
75歳以上になったら、HbA1cは、年齢の10分の1の数値を目指します

若い糖尿病患者さんは、合併症を防ぐために厳格な血糖管理を目指すべきです。しかし高齢者、とくに後期高齢者と呼ばれる年代になったら、そして独居の認知症になったら、「低血糖という事故」を起こさないことが最優先です。先ほど日本糖尿病学会と日本老年医学会が発表した「高齢者糖尿病の血糖コントロール目標」を紹介しましたが、ちょっとややこしいですよね。いっそのこと、

75歳以上になったら、年齢の10分の1のHbA1cを目指す。

シンプルに、そう覚えておくといいと思います。

つまりは、75歳だったら7・5%、80歳だったら8・0%、90歳だっ

たら９・０％です。これは、前・神戸大学大学院内科学講座教授の横野浩一先生の教えです。とてもわかりやすい目安ですから、毎日、私は患者さんにそう説明しています。

さて、**ＨｂＡ１ｃは、慢性的なストレスによっても変化することがわかってきています。**ストレスを感じやすい人は、ストレスが持続している期間は、血糖値が高くなりがちです。交感神経が活発になり、血糖を上昇させるグルカゴンやアドレナリンなどのホルモンなどが活発に働くのです。過剰なストレスを受けると分泌量が増えるコルチゾールも、血糖値を上昇させます。すると血糖値を下げるため、インスリンが出る……。

日々の厳しい血糖値コントロールも人によっては大きなストレスになります。そんなストレスに耐えられずに、ついつい、空腹でもないのにドカ食いをしてしまったら？　……なんとも本末転倒な話ですが、そんな人もいます。心が安定した生活が、低血糖の安定にもつながることも忘れないでください。

ヒント

3-16

糖尿病の食事療法は、カロリー制限か？　糖質制限か？

糖尿病治療の基本は、インスリンでも血糖降下薬でもなく、食事と運動です。**肥満の糖尿病の人は、体重の5％ほど痩せるだけで劇的に改善する**ことがわかっています。

糖尿病の食事療法として、これまで長い間推奨されてきたのが、カロリー制限です。「1日1600キロカロリーにしましょう」とか、「カロリーを8割に減らしましょう」とか、「カロリー」を指標にした食事療法が行われてきました。私の勤務医時代に、肥満入院の患者さんに行ったのも、まさにカロリー制限でした。1日の摂取カロリーを段階的に下げていくことと運動で肥満を解消すると、血糖値も血圧値もコレステロール値も劇的に改善しました。

一方、昨今人気なのが、糖質制限食です。糖質とは、炭水化物から食物繊維を除いたもののことで、簡単に言えば、ごはんやパン、めん類などの主食と甘いもの。これらが血糖値を上げてインスリンの分泌を増やすため、糖質をできるだけ減らして、その代わり、三大栄養素の残り2つである脂質とタンパク質は好きなだけ食べてよい、というのが糖質制限食の基本的な考え方です。糖質を含まない野菜やおかずなどは制限されないので、カロリー制限よりも空腹感がないことが最大のウリです。

たしかに、**糖尿病の人のカロリー制限の目的は、食べる量を控えて食後の血糖上昇を抑えることにあります。**脂質やタンパク質を摂っても血糖値はあまり上がりません。でも、カロリー制限を推奨してきた専門家にとっては、「肉も魚も好きなだけ食べていい」というのは「ほんまかいな？」ととうてい受け入れ難く、カロリー制限vs糖質制限の論争が現在も続いています。

第3章

3

限には、「穏健派」と、
派」の医師がいる!?

日本糖尿病学会は、「カロリー制限が正しい」という態度を長らく崩しませんでしたが、やや変化が生じています。同学会の門脇孝理事長が、理事長としてではなく一人の糖尿病研究者としての考えと前置きしたうえで、「一人ひとりの患者さんで糖質摂取比率を考慮する方向を目指すのがリーズナブル」と、糖質制限を一部認める発言をされています。ご自身も、糖質摂取率40%のゆるやかな糖質制限を実践しているとのこと。

実は、最近こっそりと糖質制限を行う医師が増えてきているように思います。糖質制限派のなかにも「穏健派」から「強硬派」まで多少の温度差があるようです。**現在、日本人は摂取エネルギーの6割を炭水化物**

で賄《まかな》っていると言われています。この6割をどこまで減らすのかが、穏健派と強硬派の違いです。6割を4割に減らすのが、穏健派。マイルドな糖質制限のことで、「ロカボ」という言葉でご存じの人も多いでしょう。「Low Carbohydrate（ロー・カーボハイドレート）」の略で、北里研究所病院糖尿病センター長の山田悟先生が名づけました。一方、強硬派は糖質を限りなくゼロに近づけようという考え方です。糖質の割合を2割程度まで抑えるスーパー糖質制限です。

糖質を摂らなくなると、エネルギー源としてブドウ糖を使えなくなります。そうするとエネルギーが枯渇してしまうのかというと、そうではなく、体は「ケトン体」というもう一つのエネルギー源を使うようになります。**強硬派の糖質制限を推奨する専門家たちは、ケトン体をエネルギー源に使ったほうが脳がよく働くと主張しています。**私はそこまで試したことはありませんが、エネルギー源がケトン体に切り替わると、頭のなかがスッキリするのだそうです。

ヒント

3-18

「カロリー制限VS糖質制限」仁義なき論争への私の考え

糖質をほぼ摂らないスーパー糖質制限はいいのか、カロリー制限と糖質制限のどちらがいいのか——これらの論争に医学界の決着はまだついていません。ただし動物実験では、強硬派には不利なデータが出てきています。たとえば、メルボルン大学のラモント教授が2016年に科学雑誌『nature』(オンライン版)に発表した研究結果によれば、糖質制限食を与えられたマウスは、インスリンを生成するβ細胞の機能が減少していました。**糖質制限は膵臓にやさしい食事のように思えますが、逆の結果になったわけです。** 糖質制限を続けたことで、β細胞が休み過ぎて機能が低下したのではないか。筋肉だって使わなければ衰えるように、

β細胞も休ませ過ぎはよくないのかもしれません。私たちも働き過ぎもよくありませんが、休んでばかりいると体が鈍りますよね。

私自身は、比較的若い肥満の糖尿病の人が痩せる手段として、たとえば「1ヵ月だけ」など期間限定で糖質制限を行うのはありかなと思いますが、年単位など長期間続けることはお勧めしていません。

体重が5％ほど落ちたら、ゆるやかな糖質制限（ロカボ）に切り替えるべきでしょう。

近年、「腸脳相関」（腸と脳はお互いに影響し合っていること）という言葉があるほど、腸の大切さが指摘されていますが、スーパー糖質制限を続けたときに腸内フローラがどう変化するのかはまだ明確ではありません。私は脂質やタンパク質の量が増え過ぎることを懸念します。それを長期間続けることにも疑問があります。

私のクリニックでは、糖尿病の人には、基本的に「腹八分目（カロリー制限）＋ロカボ食（ゆるやかな糖質制限）」の栄養指導を行っています。つまり、「両方のいいとこ取り」を目指しています。

ヒント

3-19

行き過ぎた糖質制限で、リスクの高まる病気もあります

太りやすい人、糖尿病の人はゆるやかな糖質制限を取り入れ、そうでない人は、バランスよく腹八分目に食べるのがよいと考えます。食べることは生きる喜びなので、極端な制限はお勧めしません。

糖質制限ダイエットは、短期間で痩せるには間違いなく効果がありますが、長期的にはいかがなものか。本当にリスクはないのか。そういう意見は根強く、そのことを裏づけるようなデータも出ています。

ハーバード大学で行われた研究では、4万人以上の健康な男性を20年以上にわたって追跡調査したところ、糖質を減らし、動物性タンパク質と動物性脂質を多く摂っていたグループでは糖尿病の発生リスクがもっ

とも高かったそうです。糖質を減らす一方、タンパク質と脂質をいくらでも食べていいというのは、まさに糖質制限食。**血糖値を上げないための食事が逆に糖尿病を増やしたという報告は、なんとも皮肉な話ですね。**

また、国立国際医療研究センターの能登洋氏（現聖路加国際病院）らの解析によると（２０１３年1月発表）糖質の摂取割合が低い低糖質群と高糖質群を比較したところ、総死亡のリスクは低糖質群の方が31％も高くなったのです。分析対象のほとんどは、糖尿病でも冠動脈疾患でもなかった人々でした。

別の研究では、糖質を少なめに摂ることとタンパク質を多く摂ることが同時に起こると、心筋梗塞や脳卒中といった動脈硬化由来の病気が増えるという結果も出ました。これも、4万人以上を対象とした大規模な研究です。**そもそも肉を食べ過ぎたら、欧米型のがんが増えるのではないか。**すなわち、大腸がん、乳がん、前立腺がんが心配です。木を見て森を見ずの治療にならないように気をつけています。

ヒント 3-20 糖質制限が招く筋力の低下が、老化を進行させることがあります

同窓会で久しぶりに会った友人が、急に老人っぽくなっていて戸惑ったことはないでしょうか。なんか雰囲気変わったねと訊《たず》ねれば、「実は糖質制限ダイエットに成功してね」と得意顔……多少太っていても、以前のほうが若々しくてよかったよね、とはなかなか言えないものです。

糖質制限で短命になるのかどうかは議論の分かれるところですが、見た目が老けてしまった人は、男女問わず多くいるように思います。

東北大学大学院農学研究科の都築毅准教授らは、炭水化物を与えずにマウスを約1年間育てたところ、**●見た目や皮膚の老化が進行 ●学習記憶能力が低下（認知症のような症状） ●脳の酸化ストレスの増加**があ

った と発表しています。これに対し、糖質制限推進派の医師は、本来主食が穀物であるマウスで実験をするのがそもそもの間違いだと反論しています。

しかし、**糖質制限を続けると、筋肉量が落ちることは事実です。だから、げっそりするし、シワが目立ちます。**糖質を控えれば、体内の糖質が不足するので、体は筋肉を分解して糖を作り出します。

これを糖新生と言います。とくに高齢者は、ただでさえ「サルコペニア」や「フレイル」など、筋肉量の減少が問題になっています。そのうえ筋肉が分解されれば、さらにげっそりするのは言うまでもありません。だから、強硬派の糖質制限推進者は、「筋トレをしながら、糖質制限ダイエットをしなさい」と主張するのですが、高齢者がそれを本当にできるのでしょうか？　肥満の若者なら筋トレを同時に行いながらのスーパー糖質制限はいいかもしれません。**老化とはすなわち、筋肉量が低下することなのです。**

POINT!

糖尿病は自分で治せる病気。
肥満者の糖尿病なら、痩せればすべて改善。
痩せるまでのつなぎとして薬を使う、
痩せる手段として期間限定で糖質制限を使う。
痩せの糖尿病は、ときにインスリンが必要。
ロカボ食と運動で、膵臓の負担を軽くする。
高齢者の糖尿病は、低血糖を避けることが最優先。
HbA1cは、年齢の10分の1でOK。

第4章

膵臓がんで命を落とさないためには

膵臓の構造

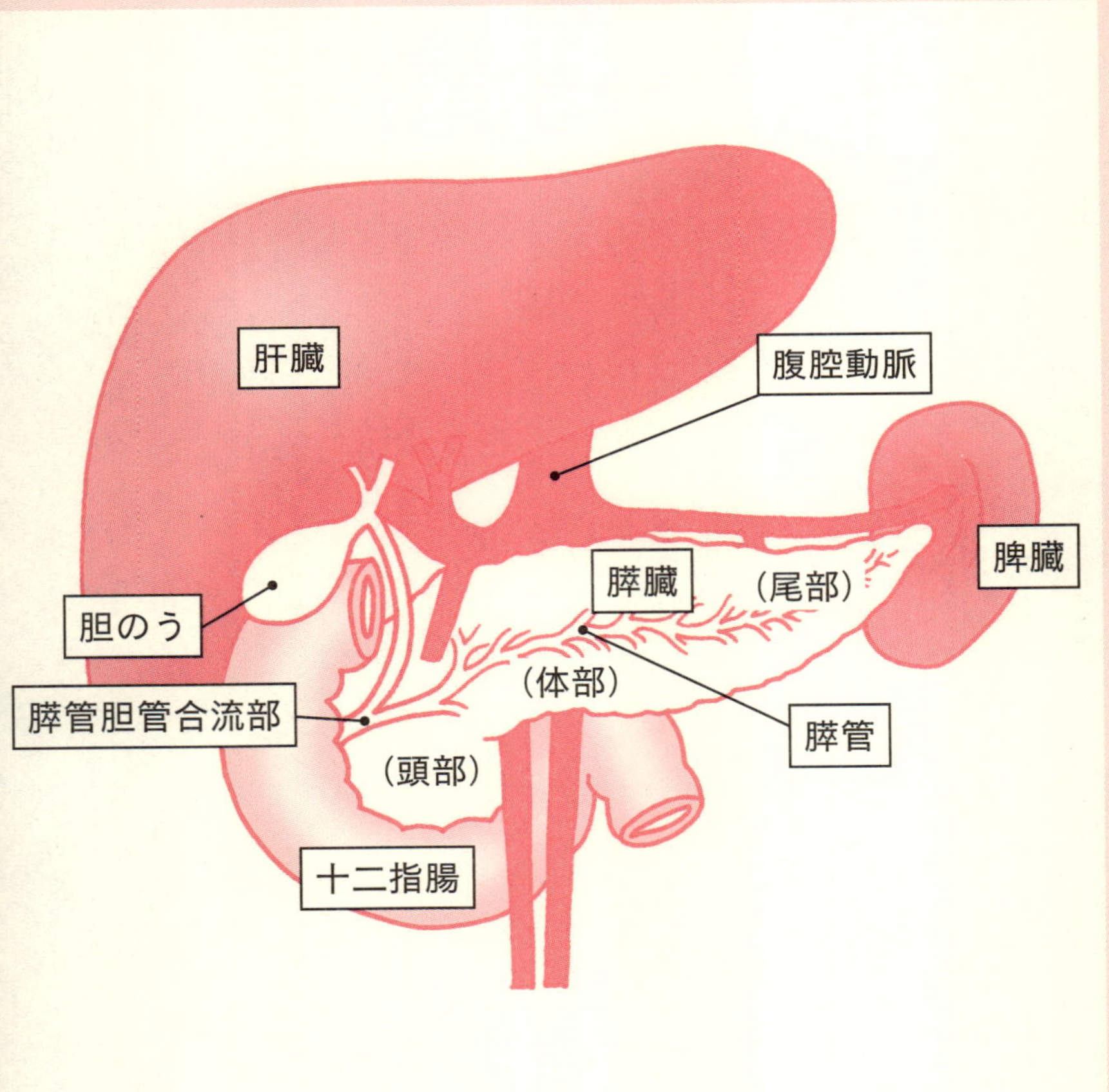

膵臓と胃の位置関係

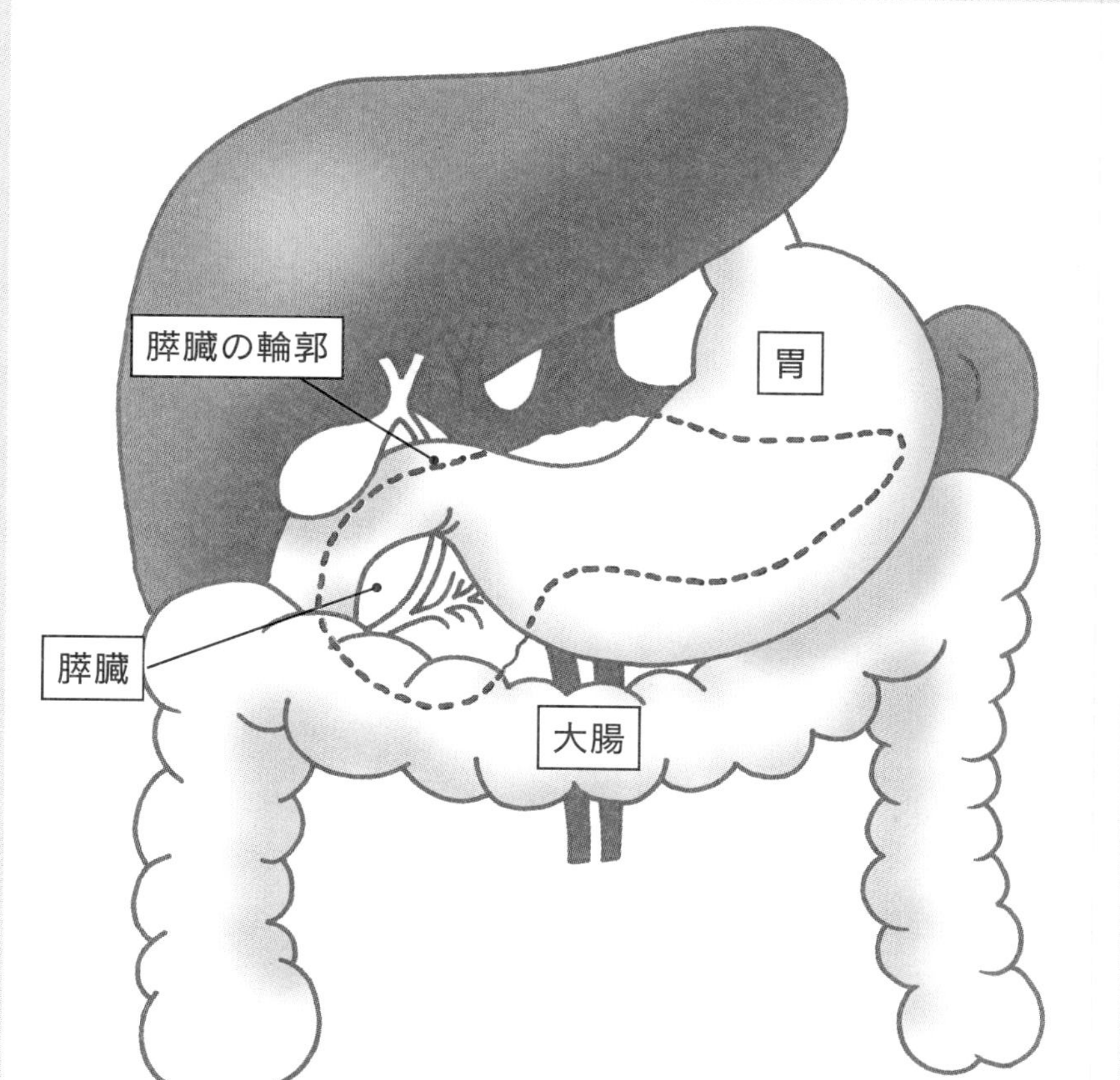

ヒント
4-1
膵臓の位置を、まずはちゃんと知っておきましょう

ここから、本書のもう一つのテーマ「膵臓《すいぞう》がん」の話に移ります。

膵臓がんで亡くなる人が増えています。国立がん研究センターの「がん情報サービス」によると、**肺がん、大腸がん、胃がんに次いで死亡数が多いのが膵臓がんで、年間3万人以上の人が亡くなっています。**

膵臓がんは、とくに60歳くらいから増え、高齢になるほど多くなります。死亡率は男性のほうが高く、女性の1・6倍です。「はじめに」でも書いたように、九重親方（千代の富士）や坂東三津五郎さん、星野仙一さん、かまやつひろしさん、翁長雄志前沖縄県知事など、ここ数年でも多くの著名人が膵臓がんで旅立たれました。こうしたニュースを耳に

するたび、膵臓がん＝怖い、というイメージをもつ人は多いでしょう。

そもそも、膵臓という臓器がどこにあってどんな形をしているのか、イメージできますか？　おそらく、多くの人が正しくは答えられないはずです。では、膵臓が痛い、と感覚的に思ったことは？

膵臓は、おなかの上のほう、胃の裏側あたりにあり、長さ15～20センチ、厚さ2センチほどのタラコのような形をしています。あるいは、おたまじゃくしに喩《たと》えられることもあります。本人から見て、右側の膨らんだ方を膵頭部、そして真ん中の部分が膵体部、細くなっている部分を膵尾部と言います。膵臓がんの早期発見が難しい一つの理由は、胃の後ろ、体の深部に隠れるようにあるためです。膵臓に炎症が起きると、多くの人は「背中が痛い」と訴えます。

膵頭部は十二指腸に、膵尾部は脾臓《ひぞう》に隣接しています。膵臓のなかには、膵管という細長い管が通っていて、作られた膵液が二次膵管、三次膵管の流れを集めて十二指腸に排出されます。

ヒント

4-2 膵臓の仕事は、大きく分けて二つあります

膵臓の働きは、「外分泌」と「内分泌」に大別されます。外分泌とは、消化液を分泌する働きです。膵臓は、炭水化物を分解するアミラーゼや脂肪を分解するリパーゼなどの消化酵素（膵液）を分泌しています。これらの消化酵素がないと、食べ物の消化吸収ができないので、命に関わってきます。

一方、内分泌とは、糖尿病の説明のところで何度も登場したインスリンをはじめとしたホルモンを分泌して、血糖値を一定の数値に保つ働きです。もし膵臓を全部摘出すれば、人体は大きな危機に陥ります。大量の消化酵素を飲んだり、インスリンを注射で補給したりしなければなり

ません。

私は大学病院時代、膵臓がんで膵臓を全摘手術した患者さんの主治医として、夜も寝ずにインスリンを補充した経験があります。60代の男性の膵臓全摘手術後の血糖管理を任されたのです。手術当夜は1時間ごとに血糖値を測定し、それに応じて速効型インスリンの点滴量を微調整しました。手術をした日の夜中には、血糖値が100から500の間で激しく上下するため、インスリン量を細かく調節しながら血糖管理を続けました。数日後に食事が開始されると、今度は激しい下痢《げり》が続きました。食事に少しでも脂肪分が含まれていると、それを分解する消化酵素の分泌がないために下痢が起こるのです。そこで、消化液そのものである「消化剤」をたくさん服用してもらいました。1日に何度もインスリンを打つという煩雑な血糖管理に加えて、毎食後に大量の消化剤を飲み続ける生活になりました。

ヒント

4-3

なぜ、膵臓がんの5年生存率は低いのかを知っておきましょう

がんは、医療の進歩とともに年々、すぐに死ぬ病気ではなくなってきています。今や乳がんの5年生存率は9割を超えていますし、大腸がんはステージ4であっても完治が可能な場合もあります。がん全体の5年生存率は6割を超え、多くのがんが手術で治癒を目指せるようになってきました。しかも大きくメスで切るのではなく、腹腔鏡《ふくくうきょう》手術による小さな傷跡で済むことが増えました。

しかし、膵臓がんだけは、5年生存率が10%未満と大変厳しいままで克服されていない病気です。早期発見が難しい、難治性がんの代表格です。

なぜ、がんのなかでも、膵臓がんがとくに難治性なのか。

一つには、膵臓がんの広がり方に原因があります。膵臓がんの多くは、膵臓のなかを走っている膵管（膵液が流れる管）から発生します。そこに留まっていればいいのですが、根を張るように、あるいはクモの巣を張るようにして、広がっていきやすい性格だからです。

二つめは、膵臓がんは、遠隔転移しやすいということにあります。

胃や大腸には「筋層」と呼ばれる筋肉の層があり、筋層の手前で留まった状態でがんが見つかることは多いのですが、膵臓には、この筋層がありません。そのため、膵管にできたがん細胞が、やすやすと膵臓の外へと浸潤しやすい。**膵臓がんは、がんが小さいうちから膵臓のまわりのリンパ節や肝臓などの近くの臓器に転移しやすいのです。**隣接している胃に転移することも多くあります。だから、早期発見して手術により切除できたとしても、再発することも多いがんなのです。

ヒント
4-4
おなかや背中、腰の痛み、黄疸、体重減少は危険なサイン

膵臓がんは、早期発見が困難ながんです。

大腸がんなら、便に血が混じる、下痢や便秘が続く、残便感があるといった自覚症状があります。こうした症状がなくても、大腸がん検診として便潜血検査を受けたり、胃がんならなんらかのきっかけで内視鏡検査を受けて早期発見されることも少なくありません。一方、**膵臓がんは、おなかや背中、腰の痛み、白色便や脂肪便、黄疸《おうだん》（皮膚や眼が黄色くなること）、体重減少、食欲不振などの症状が出るのはがんがかなり進行してからです。**自覚症状が出てからではすでに手遅れになっていることが多い。また、腹痛を訴えて受診しても、医師が膵臓がんを疑わない場合

も多くあります。大切な働きをしている膵臓ですが、私たち医師はふだん膵臓よりも胃の方を意識しがちです。

胃や腸と違い、「膵臓を診《み》てほしい」「膵臓が痛い」と言って来られる患者さんはほぼゼロです。だから、がんの早期発見が難しい臓器なのです。

実際、**膵臓がんは、がんが遠くのリンパ節や別の臓器に転移したステージ４の状態で見つかることが多いのです。膵臓がんが見つかっても、手術が受けられるのは全体の２割程度**しかありません。

しかし、他の多くのがんと同様に、膵臓がんを完治させるには外科手術が唯一の方法です。抗がん剤や放射線、重粒子線、陽子線といった治療法もあるものの、どれも延命のための治療であり、残念ながら根治療法ではありません。手術でしか完治しないけれど、手術ができる状態で見つからない……。だから、膵臓がんの生存率は低いのです。

ヒント

4-5

1センチ以下で膵臓がんを見つけるために

がん全体のステージ1の5年生存率は、現在9割にまで高まりました。ところが、膵臓がんはステージ1の状態で見つかっても、5年生存率は4割と、決して高い数字ではありません。

では、膵臓がんで死なないためには、どうしたらいいのでしょうか。とにもかくにも、早く見つけるしかありません。しかも、かなり早く、です。他の部位のがんでは、がんがだいたい2センチの大きさになるまでに発見できれば治癒の可能性がかなり高くなります。**しかし膵臓がんでは、2センチでは厳しい。1センチ以下でなければ命が助かりにくいのです。**

がんが膵臓内に留まっていて、リンパ節にも転移していない状態を「ステージ1」と言います。ステージ1のなかでも、がんが2センチ以内の大きさで膵臓内に留まっているものを「ステージ1A」と言いますが、それでも5年生存率は5割前後。1センチ以内で発見されれば、長期の生存が目指せます。２０１２年の日本膵臓学会の報告では、1センチ以下の膵臓がんの場合の5年生存率は、80％以上です。ステージ1と聞けば、「治るんじゃないか」と期待をもつでしょう。

では、どうしたら1センチ以内というごく小さな段階で見つけることができるのか——。自覚症状の出る段階で早期発見するしか道はありません。だから、予防で大切なのが、膵臓がんを引き起こしやすいリスク（危険因子）をよく知っておくことです。さらに、先ほども述べたように、血糖値の急上昇を見逃さないこと。糖尿病の家族歴がなく、飲み過ぎ、食べ過ぎなど不摂生をしていないのに急上昇したときは、医師に相談してください。

ヒント4-6 膵臓がんになりやすい人には特徴がある

肝臓がんはB型・C型肝炎ウイルス、子宮頸《けい》がんはヒトパピローマウイルス、胃がんはピロリ菌など、がんの原因となる感染症がわかっています。あるいは食道がんなら、タバコとお酒です。しかし膵臓がんの原因はまだそれほど明確ではありません。喫煙、肥満、大量の飲酒習慣などが大きなリスクになることがわかっています。さらに、次のような特徴をもっている人は膵臓がんになりやすいことを覚えておいてください。

- **糖尿病がある。**↓これは、先にお話ししたとおりです。
- **血縁者に膵臓がんの人がいる。**↓親や兄弟姉妹に膵臓がんの人が1人いる場合、膵臓がんになるリスクは4・5倍に、2人いると6・

4倍に、3人いるとなんと32倍高くなると言われています。膵臓がんの患者さんの3～10%の人は、膵臓がんの家族をもつのです。

● **慢性膵炎がある。**↓聞き慣れない病名かもしれませんが、毎年新たに1万8000人もの人が慢性膵炎と診断されています。男性の患者数は、女性の4倍強。膵炎を繰り返すことで、膵臓が「線維化」して硬く筋張った状態になり、膵臓の機能が次第に失われていく病気です。とくに、脂質の分解が難しくなってきます。この病気の最大のリスクは、なんと言っても飲酒です。

がんという病気は、炎症を繰り返しているなど、慢性的な戦場状態のような組織に発生して大きくなりやすいのです。慢性肝炎から肝硬変になると、肝臓がんを発症する人が増えるのと同様に、慢性膵炎の人は膵臓がんになりやすい。**慢性膵炎と診断されて2年以上経《た》つ人は、そうでない人よりも膵臓がんになる確率が12倍高い**という研究結果があります。

ヒント

4-7

お酒・タバコ・肥満から遠ざかることからはじめる！

大量にお酒を飲む、長年タバコを吸っている、肥満体である——これらは、いろいろな病気に共通する危険因子ですが、慢性膵炎そして膵臓がんにも当然影響してきます。

アメリカの疫学調査で約86万人分のデータを解析した結果、「**1日2杯以上のお酒を飲む人が膵臓がんにかかるリスクは、飲まない人に比べて、22％高い**」ことがわかりました。

喫煙者が膵臓がんになるリスクは、吸わない人の1・68倍高く、なかでも喫煙本数が**1日40本以上のヘビースモーカーの男性に限っては、膵臓がんによる死亡率が3・3倍になることがわかっています。**

肥満に関しては、現在太っている人だけではなく、**20歳頃に肥満だったという人も、膵臓がんになりやすい**と言われています。

そして、大切なのが本書の主題である糖尿病との強い相関です。家族に膵臓がんの人がいたり慢性膵炎を患ったりしている人は、少なからず、膵臓のことを気にかけているかもしれません。しかし糖尿病の人はどうでしょうか。糖尿病は膵臓と非常に関係が深い病気にもかかわらず、膵臓がんを気にかけている糖尿病患者さんがどれだけいるのでしょうか。

糖尿病をもつ人が膵臓がんになるリスクは2倍高い。

また急に糖尿病になったとき、あるいは急に糖尿病が悪化したときには膵臓がんが隠れていることがあるということを覚えておいてください。

糖尿病、慢性膵炎、喫煙、肥満、飲酒、家族歴――。あなたは、このうちいくつ当てはまりますか？　当てはまる数が多い人ほど、膵臓がんになりやすいので要注意です。

ヒント
4-8
膵臓がんの早期発見に欠かせない検査とは？

では、膵臓がんになりやすい人（危険因子をもっている人）はどうすればいいのでしょうか。

ここまで何度も書いてきたように、自覚症状が出てからでは遅いので、症状が出る前に膵臓の検査を受けることに尽きます。胃や大腸は内視鏡で直接内側を覗《のぞ》くことができますが、体の奥にある膵臓はそういうわけにはいきません。どんな検査が有用かと言えば、まずは**「腹部超音波検査（腹部エコー検査）」と「腫瘍《しゅよう》マーカー」です。**

腹部エコーで**診るべきは、「膵管が拡張していないか」と「膵のう胞が多発していないか」の2点**です。あんな白黒の画像でわかるの？と思うかもしれませんが、慣れた医者が見たら数秒でわかります。同じ白黒画像でも、エコーより、CTを撮ったほうがよくわかるんじゃないかと思うかもしれませんが、そうとは限りません。

たしかに肥満があると、皮下脂肪や内臓脂肪が邪魔をして超音波が膵臓まで届きにくくなるため、腹部エコーによる膵臓の観察が難しいときがあります。しかし、肥満がない方に関してはエコーのほうが膵臓がよく見えます。CT検査は放射線の被ばくを伴うので、頻繁には行えません。その点、エコーは無害です。極端なことを言えば、毎日受けても害はありません（もちろん現実的ではありませんが）。それどころか、**膵臓以外の腹部臓器である肝臓や胆のう、腎臓《じんぞう》、膀胱《ぼうこう》などのがんが偶然見つかることもあります。**

ですから、膵臓がんで命を落としたくないと思ったら、こまめに腹部エコー検査を受けることが肝心です。

ヒント

4-9 血液検査で膵臓がんがわかることもあります

腫瘍マーカーとは血液検査の項目の一つです。進行がんの有無を探る検査で、一般にがんの早期発見には無力とされます。保険診療では厳しい制限があるので、人間ドックや自費検査で行うことが多い検査です。

膵臓がんの腫瘍マーカーとして「CA19－9（シーエーナインティーンナイン）」「DUPAN－2（デュパン－ツー）」「CEA（シーイーエー）」などがあります。なかでももっとも有名で、膵臓がんに鋭敏に反応するものはCA19－9です。

腫瘍マーカーだけですべての膵臓がんを発見できるわけではありませんが、CA19－9を測定することで1センチ以下の膵臓がんの4割が発見できるという報告があります。4割が早期発見できるということは、裏を返せば6割は見逃してしまうわけですが、それでも測る意味は十分にあると思います。

最近、がん細胞から血液中に分泌する「マイクロRNA」という微小物質が注目されています。血液中のマイクロRNAを検出して、早期のがんを発見する研究が進んでいます。たった1滴の血液から膵臓がんを含む13種類のがんの有無を診断できる検査法の臨床研究が進んでいます。乳がんや大腸がんにおいては、すでに8～9割の精度で診断できるレベルになっています。腹部エコー検査や通常の腫瘍マーカー検査の測定とは異なり、マイクロRNA検査を受けられる医療機関は限られているうえ、保険外診療なので自費（費用は医療機関によって異なり、数万円から10万円）になります。**ハイリスクの人はこうした検査を受けるのも一法だと思います。**

ヒント

4-10 早期発見・早期治療で完全寛解する人もいます

私が関わった患者さんのなかにも、早期発見・早期治療で膵臓がんを完全克服した人が何人かおられます。全員何の症状もないときに行った腹部エコー検査をきっかけにたまたま見つかっています。1〜2センチ程度で発見され、手術を受けて完治されたのです。

私は、日々の診療のなかでいつも頭のどこかで「この人は膵臓がん、大丈夫かな」という視点を忘れないように心がけています。とくに糖尿病、慢性膵炎、喫煙、肥満、飲酒、家族歴のうちいくつかに当てはまる人には、年に1回程度検診をして、腹部エコーと腫瘍マーカー検査を受けることを勧めます。本音は1年に1回では助かる範囲で見つからない可能性があるので、自費ででも半年に1回受けてほしいくらいです。

皆さんも、何かのきっかけで腹部エコー検査を受けるときには、**「先生、ついでに膵臓もよく診てくれませんか?」と一言声をかけてください。**それでたまたま発見されるということがあるからです。腹部エコーで膵臓を**観察するとき、「膵管が拡張していないか」と「膵のう胞が多発していないか」、この2点がとても大切です。**膵管が拡張していること、膵のう胞がある人が、膵臓がんのハイリスクサインです。

膵管とは、膵臓でつくられた膵液を運ぶ管です。通常は1ミリ程度で、エコーでうっすら見えるか見えないかという程度ですが、2、3ミリに拡張していると腹部エコーではっきり見えます。膵臓がんのほとんどは膵管から発生するので、膵管にできた小さながんが膵液の流れをせき止めると、圧力が高まって上流の膵管が太くなるのです。だから膵管拡張は膵臓がんを疑う重要サインなのです。

ヒント

4-11

膵臓にのう胞が複数ある人は、こまめに検査を受けてください

液体が溜《た》まった袋状のものが「のう胞」です。膵臓にできるのう胞を「膵のう胞」と言います。実は膵のう胞ができること自体はそう珍しくはありません。MRIを撮ると2割程度の人に見つかります。しかし放っておいていいのかと言えば、そうではなく、膵のう胞が複数ある人が膵臓がんになる確率は22～28倍も高く、ハイリスクサインです。

なかでも**最近注目されているのが、「膵管内乳頭粘液性腫瘍（IPMN）」と呼ばれる膵のう胞です。**どろっとした粘液を作り出すIPMNは、ゆっくりと大きくなることがあり、年に1～3％くらいの割合で、がん化します。ただ、IPMNががん化してできた膵臓がんは、ちょっ

と特殊です。普通の膵臓がんとは性格が少し違うようで、比較的おとなしいタイプの膵臓がんと言えます。

２０１８年８月に亡くなられた、経済評論家で元一橋大学学長の石弘光さんも、このタイプの膵臓がんでした。２０１６年６月に膵臓がんのステージ４ｂと診断されたそうですが、２０１８年１月にお会いしたときには80歳とは思えないほど若々しく、お顔の血色もすこぶるよく、お寿司もぺろりと食べられました。亡くなる直前まで、大変元気に活動されていました。膵のう胞ががん化したタイプの膵臓がんは、やや進行が遅いのです。ただし、ＩＰＭＮがあると、のう胞とは別の場所に普通の膵臓がんができることもあります。一般の膵臓がんと同じ性質なので、こちらは待ったなし、１センチ以内の早期発見が大切です。つまり**ＩＰＭＮを含め、膵臓にのう胞が見つかったら、それ自体ががん化する可能性もあれば、膵臓内の別の場所に普通の膵臓がんができる可能性もあるのです。**

ヒント
4-12
エコーや腫瘍マーカーで、膵臓がんが疑われたら……

腹部エコーで見て、**膵管が拡張している人、膵のう胞が多発している人が膵臓がんのハイリスクグループです。それらを指摘された人は、半年に1回と言わず、3ヵ月に1回でも腹部エコー検査を受けることをお勧めします。**膵管拡張、膵のう胞を認め膵臓がんを疑うならば、保険診療で精密検査を受けることができます。

さて腹部エコー検査や腫瘍マーカーの測定で膵臓がんが疑われたら、**CTやMRI**を行います。さらに**超音波内視鏡検査（EUS）や内視鏡的逆行性胆管膵管造影検査（ERCP）、磁気共鳴胆管膵管造影検査（MRCP）**などが行われます。EUSとは、先端に超音波装置がついた内視鏡を使って、胃や十二指腸のなかからエコー検査を行うというもの。通常の内視鏡検査に用いられる内視鏡よりも太く、検査時間も長くなりますが、体の表面から当てる腹部エコー検査とは異なり、脂肪や骨、胃腸内の空気に妨げられることなく、鮮明な画像を得ることができます。ERCPは、内視鏡を十二指腸まで入れて、胆管や膵管に造影剤を注入して撮影する検査。膵管の状態を詳しく見ることができます。

私が勤務医だった25年も前には、膵臓がんが疑われるときにはERCP（内視鏡的逆行性胆管膵管造影検査）で膵管を見るのが仕事でした。患者さんにとっては多少負担のかかる検査なので最近はMRCP（磁気共鳴胆管膵管造影検査）のほうがよく行われます。経口の造影剤を飲んでもらい、MRIで胆管、膵管を撮影するというものです。ERCPに比べると画質はやや劣りますが、患者さんにとっては通常のMRI検査と同様に横になっているだけなので、ERCPよりもずっと楽な検査と言えます。

ヒント

4-13

1センチ以下でがんが見つかれば、完治を目指せる時代です

画像診断だけでは確定診断に至らない場合は、病理検査を加えることもあります。ＥＲＣＰを行う際に膵液とともに細胞を採ってきて調べる「ＥＲＣＰ下細胞診」、またはＥＵＳ（超音波内視鏡）で膵臓の内部を見ながら、がんができているところに針を刺して細胞を採ってきて調べる「ＥＵＳガイド下穿刺《せんし》吸引細胞診」などの方法があります。ＥＵＳガイド下穿刺吸引細胞診がいちばん確実な病理検査の方法と言われています。

繰り返しになりますが、膵臓がんは早期発見・早期治療につきますから、ハイリスクの人は定期的に腹部エコーと腫瘍マーカーの検査を受けて、もし膵臓がんが疑われる所見があれば精密検査を受けてください。

膵臓がん診断の流れ

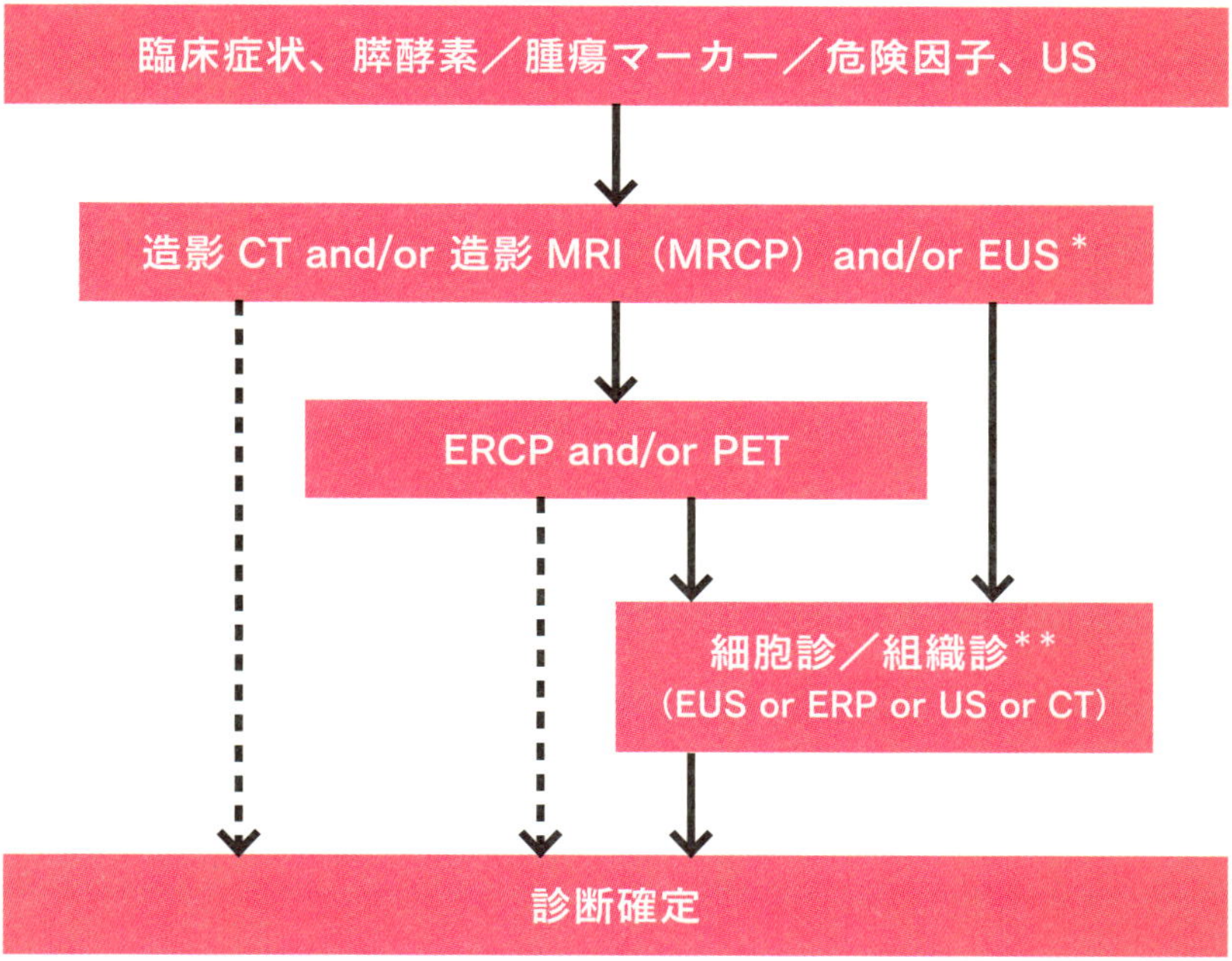

＊ EUS よりも造影 CT、造影 MRI（MRCP）が望ましい。EUS は習熟した施設で行うことが望ましい。
＊＊可能な限り病理診断を行う。

（膵癌診療ガイドライン 2016 年版より）

US：超音波検査（エコー）
造影 CT：造影剤を用いるコンピュータ断層撮影
造影 MRI：造影剤を用いる磁気共鳴断層撮影
MRCP：磁気共鳴胆管膵管造影検査
EUS：超音波内視鏡検査
ERCP：内視鏡的逆行性胆管膵管造影検査
PET：陽電子断層撮影（ペット検査）
ERP：内視鏡的逆行性膵管造影検査
and/or：両方あるいはどちらか

ヒント

4-14

膵臓がんの早期発見に、PET検査は有効か否か？

さて、「がんを早期発見したいから」「全身にがんがあるかどうかを一度に調べてもらえて便利だから」と、**PET検査を毎年のように自費で受けている方がおられますが、あまりお勧めしません。**これは、膵臓がんに限らず、どのがんにおいても、です。そもそもPET検査はがんの早期発見のための検査ではないからです。

PET検査（陽電子放射断層撮影）はフルオロデオキシグルコース（FDG）というブドウ糖によく似た放射性の検査薬を体内に注入し、特殊なカメラで撮影をする検査です。FDGが多く集まったところは明るく光って写ります。

がん細胞は正常細胞に比べて細胞分裂が盛んで、ブドウ糖をエネルギー源としています。つまりがん細胞は真っ先にブドウ糖を取り込みやすい。この「ブドウ糖を取り込みやすい」というがん細胞がもつ特性を利用するのがＰＥＴ検査です。しかしごく小さい早期がんはブドウ糖の取り込みが少なかったり、がんではないところが光って反応したりするので判断に迷うことが少なくありません。

先日も、ある研究会に参加したら、「ＰＥＴ検査で肺のあたりが光ったので、何度も肺の気管支鏡で肺を調べたものの何も見つからず、数ヵ月後に胃内視鏡検査を行ったら、食道がんが見つかった」という発表がありました。すごい遠回りです。

ＰＥＴ検査はがんの早期発見を目的に行うものではなく、がんと診断された後に、その進行具合を判断したり、治療効果を確かめたり、がんの再発やリンパ節、離れた臓器への転移の有無を知ることに適した検査なのです。

ヒント

4-15 膵臓がんの治療の流れを把握しておきましょう

膵臓がんを根治する手段は、外科手術しかありません。ただ、すでに述べたとおり、手術ができない状態で見つかることが多いのが現実です。

膵臓がんは、次のようにステージ1から4に分けられます。

ステージ1　がんが膵臓内に留まりリンパ節転移がない

ステージ2　がんの一部が膵臓の外に出ている

ステージ3　がんが腹腔動脈または上腸間膜動脈に浸潤している

ステージ4　がんが離れた臓器に転移している

さらに大まかに言えば、ステージ1の膵臓がんは手術を行えますが、ステージ2では「手術ができる」ないし「ボーダーライン」、ステージ3では「ボーダーライン」ないし「手術ができない」に分かれます。ステージ4では手術はできません。

膵臓がんができた場所によって手術の方法や難易度が変わります。

向かって左側の十二指腸に囲まれた膵頭部にできた場合、十二指腸や胆のう、胆管やまわりのリンパ節も一括で切除することになります。その後、小腸を持ち上げて膵臓や胆管、胃とつなぎ合わせるなどして再建するので、かなり大掛かりな手術になります。手術を受けた後、げっそりと痩せられる方も多いです。術後1ヵ月以内の死亡率が約1割と言われていて、執刀する医師の技術の差が出やすい手術でもあります。

一方、膵体部や膵尾部にがんができた場合は、十二指腸や胆のうは残すことができます。脾臓も一緒に切除することにはなりますが、基本的にはがんのある尻尾のほうを切除するだけで済みます。膵頭部のがんのように臓器と臓器をつなぎ合わせる再建術は不要です。

ヒント

4-16

手術後の再発が多いことも知っておきましょう

ステージ1、ないし2においてがんが膵臓内である程度広がっていれば、膵臓を全摘することになります。この際、十二指腸や胆のう、胆管なども一緒に切除します。膵臓を全摘した後はインスリンなどの内分泌の機能と消化液などの外分泌の機能がすべて失われるので、生涯にわたりインスリン注射や消化酵素薬の服用が欠かせません。

また、膵臓がんは、手術でがんをすべて切除できた、と思ってもすぐには安心できないがんです。手術後の再発が実に多いのです。これが膵臓がんが厳しいがんと言われる所以《ゆえん》です。

手術のみの場合、1年後に70％、2年後には85％が再発します。そのため、手術の前後に抗がん剤が併用されます。補助療法といって手術後、半年程度はＳ－１（商品名：ＴＳ－１）という飲み薬の抗がん剤で再発を予防します。

前項で説明をしたボーダーラインの膵臓がん手術を行う場合は、術前に抗がん剤治療に加えて放射線治療を併用することがあります。ボーダーラインの膵臓がんとは、手術によって目で見える範囲ではがんを取り切ることができても、顕微鏡で見るとがんが残っている可能性があるようながんを指します。

そのため、**手術前に抗がん剤や放射線を使うことでがんを小さくしたり、死滅させたりしてステージを下げよう（ダウンステージング）とします。**ただ、どのくらいの効果があるのか、どのくらいの期間治療を行うといいのかは明確ではありません。まだダウンステージングができた後に手術に移行したほうが長生きできることが証明されているわけではないので、よく話し合ってから選ぶ必要があります。

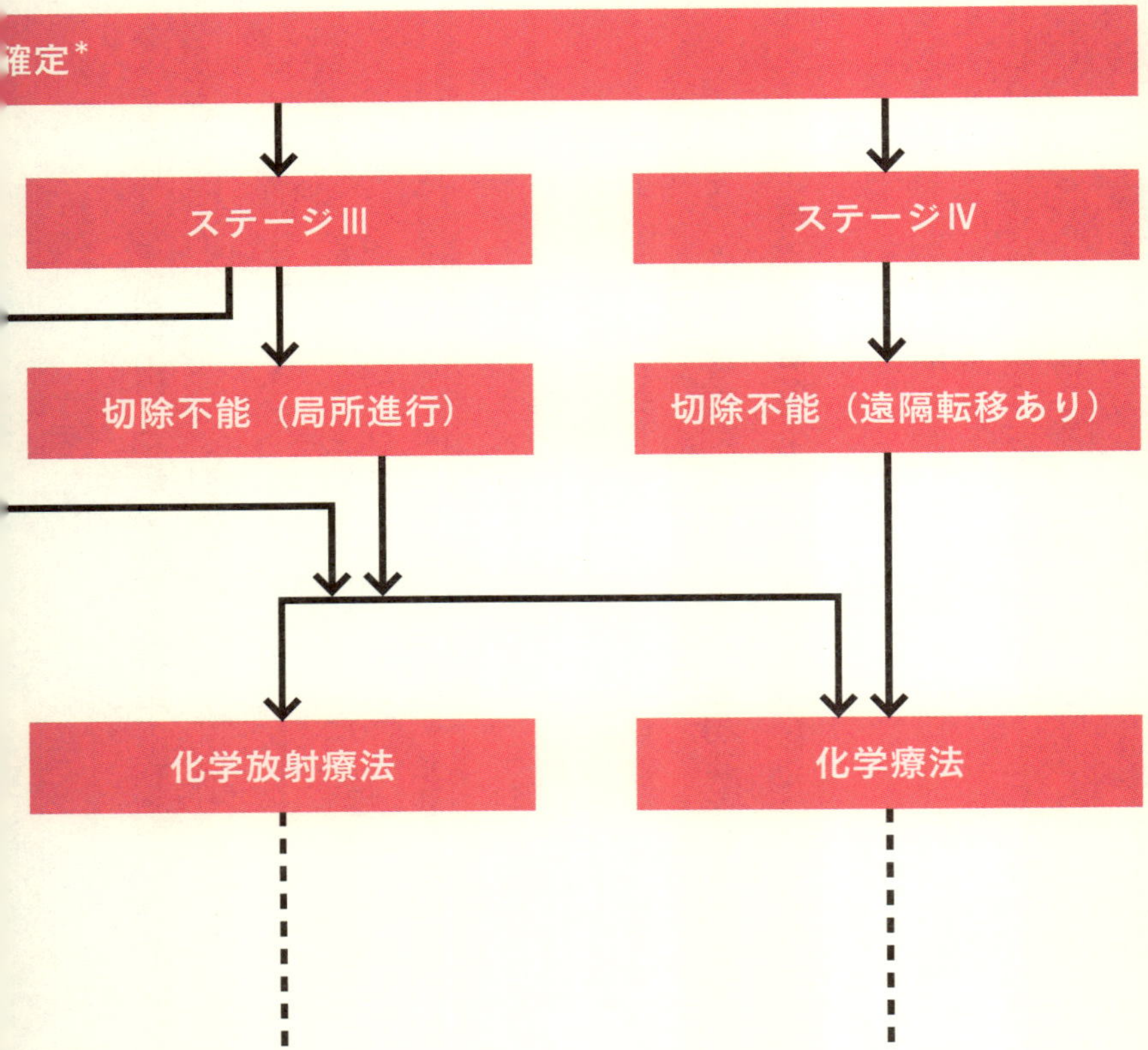

ステージ分類、切除可能性分類は日本膵臓学会「膵癌取扱い規約」（第７版）による。

＊膵癌患者においては診断初期から疼痛・消化吸収障害・（膵性）糖尿病・不安などに対する支持療法が必要となる。詳細に関しては各病態の診療ガイドラインおよび日本緩和医療学会のHP（http://www.jspm.ne.jp）を参照されたい。

＊＊ステント療法、バイパス療法、放射線療法は症例により適応とされる場合がある。

（膵癌診療ガイドライン 2016 年版より）

膵臓がん治療の流れ

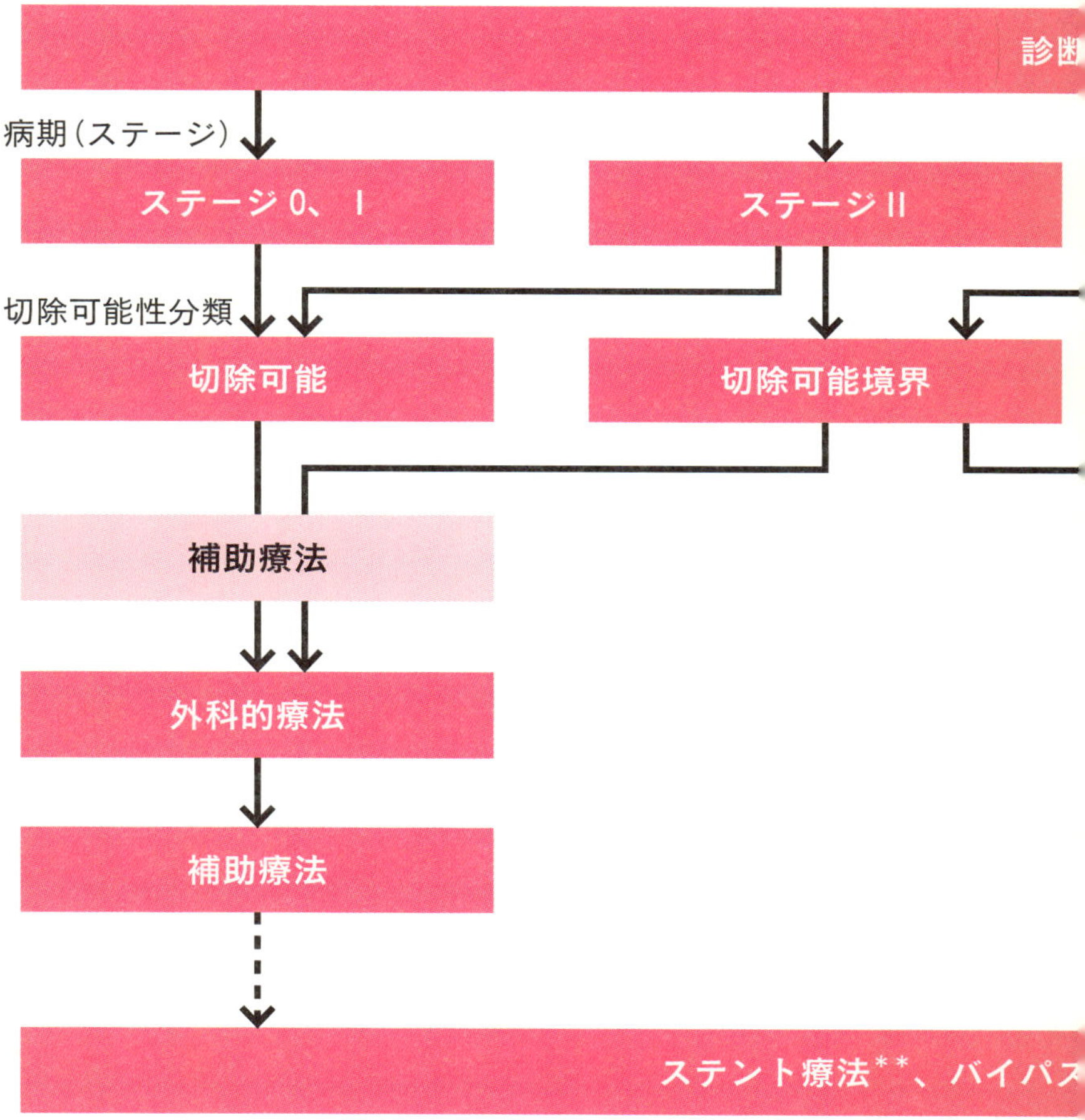

診
病期（ステージ）
ステージ0、I
ステージII
切除可能性分類
切除可能
切除可能境界
補助療法
外科的療法
補助療法
ステント療法**、バイパ

ヒント4-17 手術ができない膵臓がんは、どうすればいいのでしょう?

手術ができない膵臓がんの治療は、抗がん剤治療が主役になります。

一度手術をした後に再発した場合も、ほとんどが再手術は不可能となるため、抗がん剤治療が提案されます。

遠隔転移はないけれど、がんが重要な血管に浸潤しているため手術ができない「局所進行切除不能」の膵臓がんの場合は、初回治療で行われるのは、「ゲムシタビン（商品名ジェムザール）」単独療法、「S－1」単独療法、また、4種類の薬を組み合わせた「FORFIRINOX（フォルフィリノックス）療法」（オキサリプラチン《L－OHP：商品名エルプラット》、イリノテカン塩酸塩水和物《CPT－11：商品名カンプト、トポテシン》、レボホリナートカルシウム（l－LV：商品名アイソボリン他））、フルオロウラシル（5－FU：商品名5－FU））、「ゲムシタビン」と「ナブパクリタキセル（商品名アブラキサン）」や、「ゲムシタビン」と「エルロチニブ（商品名タルセバ）」の併用療法などがあります。

遠隔転移のある膵臓がんの場合は、「FORFIRINOX療法」や、「ゲムシタビン」と「ナブパクリタキセル」の併用療法が行われます。

抗がん剤治療は食欲不振や吐き気、下痢、皮膚の色素沈着やしびれ、脱毛などの副作用に悩まされる場合も少なくありません。とくに4種類の薬を組み合わせる「FORFIRINOX療法」はかなりしんどい治療であるため、原則として65歳以下の体力のある人にしか使えないことになっています。

副作用の症状に耐えられないと思ったら、必ず主治医に正直に相談をしてください。一旦お休みするなど、次の手を考えましょう。

ヒント

4-18

「ナノナイフ」という新しい治療法が注目されています

手術不能の膵臓がんに、抗がん剤治療や放射線治療以外の治療法としていくつかの治療が研究されています。

とくに「ナノナイフ（不可逆電気穿刺《せんし》法）」は、切除不能の局所進行（遠くに転移せず、発生した部位の周辺の組織に広がっている）の膵臓がんに対する新たな治療法として注目されています。

がんを取り囲むように複数の針を皮膚の表面から（必要に応じて開腹してから）刺して、針と針の間に３０００ボルトという高電圧の電流を短時間流すことで、がん細胞に小さな穴を開けて死滅させようという治療法です。このとき、血管や消化管、神経線維などの線維でできているものにはダメージを与えず、細胞のみにダメージを与えるため、大事な血管にくっついているような局所進行の膵臓がんに適していると考えられています。

ただ、正常な膵臓の細胞も一部ダメージを受けるので、治療後に膵炎を起こすことがあります。ナノナイフ治療はがんを取り囲んで通電するという方法なので、膵臓のまわりにがんが留まっている膵臓がんが対象です。遠隔転移をしていたり、腹膜播種《ふくまくはしゅ》と言って、がん細胞が腹膜に飛び散り、おなか全体に広がっていると、ナノナイフ治療は行えません。

日本では２０１５年に始まったばかりの新しい治療法なので、現段階で保険適応はなく全額自費負担になります。**がん細胞の数を減じることが目的なので、根治が望める治療ではありません。**あくまでも延命もしくはボーダーラインの患者さんの術前治療としてダウンステージングを目指して行われる治療法です。また、重粒子線治療や陽子線治療なども膵臓がんに対して行われています。

ヒント

4-19

膵臓がんのリスクを、糖尿病治療薬が下げることもある!?

膵臓がんの早期発見を目指した医学研究は、日進月歩で進んでいます。また、前章でも触れましたが、**糖尿病治療薬のメトホルミンが、がん予防で注目されています。**

米テキサス大学の研究によれば、メトホルミンを服用している糖尿病患者は非服用群に比べ、膵臓がんのリスクが62%低下したという報告も出ています。さらに、同大学では膵臓がんと糖尿病を合併した患者がメトホルミンを服用すると、2年後の生存率は、メトホルミン服用群が30%であったのに対し、非服用群では15・4%だったという発表もあります。膵臓がんのほかにも、前立腺がんや卵巣がんなどでも、メトホルミンが有効だというデータがアメリカで次々に発表されています。

この情報を聞きつけた人が、糖尿病でもないのに「メトホルミンを出してほしい」と私のクリニックにも来られますが、あくまでも糖尿病治療薬ですから、そうでない人には健康保険での処方はできません。この研究に関しては、「サンプル数が少ないので有意差は認めなかった」という報告もあり、まだ明確な結果は出ていません。

しかし、私はメトホルミンによって血中のインスリン濃度を下げることで、がん細胞の増殖が抑えられるでは？　と考えています。さらに岡山大学では、胆がんマウスの実験でメトホルミンに自己免疫に深く関わる「制御性T細胞」の抑制効果があることを２０１７年に解明しました。今後は、国内での研究結果を待ちたいところです。

ヒント

4-20

延命治療には、すべて「やめどき」があると知ってください

私たち在宅医が家で診ている膵臓がんの患者さんは、ステージ4で手術ができないと判定されたり、ステージ2や3と判断されて治療したけれどもいつしかステージ4に至った人です。多くの患者さんが、抗がん剤治療を受けておられます。一旦は抗がん剤が効いても、ある時点から利益よりも副作用のほうが上回るときが必ず来ます。デメリットがメリットより大きくなるときが必ず来るのです。**支持療法の進歩で副作用が少なくなったとはいえ、副作用がなくなるわけではありません。ある時点までは「延命」でも、どこからか「縮命」のほうに必ず傾きます。**

私は、抗がん剤治療はやるか、やらないかではなく、「やめどき」が

大切で、**治療の経過のなかに何箇所かのやめどきがある**と思います。

1　迷った挙句、最初からやらない
2　抗がん剤治療開始から2週間後
3　体重の減少（治療前の体重から15％前後減少したとき）
4　セカンドライン（抗がん剤2次治療のこと）を勧められたとき
5　「腫瘍マーカーは下がらないが、できるところまでやろう」と主治医に言われたとき
6　それでもがんが再発したとき
7　うつ状態が疑われるとき
8　1回治療を休んだら楽になったとき
9　サードライン（抗がん剤3次治療のこと）を勧められたとき
10　死ぬときまで

がん治療の「やめどき」は人それぞれ、その人の生き方を尊重して考えるべきと考えます。主治医とよく話し合うことが何よりも大切です。

ヒント
4-21
緩和ケアは、診断されたときから並行して行うことができます

「抗がん剤をやめたら、どうなってしまうのでしょうか？」と不安そうに尋ねてくる患者さんがたくさんいます。私は、「人それぞれですよ」とお答えしています。

やめたことで体力が戻り、かえって元気になり、そのまま数年生きる方もいます。あるいはすーっと力尽きて穏やかな最期を迎える方もいます。「やめどき」は、抗がん剤治療だけではなく、**放射線治療もナノナイフ治療も陽子線や重粒子線治療も延命治療である以上、どこかに延命から縮命に変わる分水嶺《ぶんすいれい》があります。**

一方、がんと診断されたときから人生の最期までぜひ活用していただ

きたいのが「緩和ケア」です。痛みを取る医療なんて最終手段に過ぎないと思っている患者さん（ときには医療者も）もおられますが、**痛みを充分に取ることで寿命が延びることがわかっています。**がんの痛みの治療は、「WHO方式がん疼痛《とうつう》治療法」に沿うと、8割以上の患者さんが痛みから解放されます。「地域緩和ケア」を推進する町医者として、ほとんど緩和ケアを受けない状態で紹介される患者さんが多い現状が残念でなりません。

大病院での治療を終えて在宅医療に移る患者さんは、抗がん剤や持病の高血圧、糖尿病、心不全の薬など含めて、数種類もの薬が処方されていても、肝心の痛み止めがごっそり抜け落ちていたりします。激しい痛みのためにうつ状態に陥ったまま自宅に帰ってくる方も結構おられます。

膵臓がんは最終的に痛みを伴うことが多いので、診断当初から治療と並行して良質な緩和ケアを受けることをくれぐれも忘れないでください。痛みに我慢は禁物です。痛いときは、必ず言葉にしてください。

ヒント

4-22

高カロリー輸液をしながらの抗がん剤は命を縮めます

膵臓がんに限りませんが、大病院から在宅医療を行っている医療機関に紹介されるがん患者さんのなかには、治療で弱ってしまい、食べられなくなったからと高カロリー輸液（中心静脈栄養）を行いながら抗がん剤治療を続けている人を見かけます。胸や腕の抗がん剤の点滴用のポートから、栄養を流し込む行為は、がんにエサを与えているようなものです。

高カロリー輸液には高濃度のブドウ糖が含まれています。先ほどもPET検査のところで触れたように、そもそもブドウ糖はがんの大好物なのです。口からあまり食べられないからと言って、高カロリー輸液に頼れば、がん細胞のほうが先にブドウ糖を取り込んでしまい、がんを喜ばせるだけになることがあります。酸素吸入も同様にがんを喜ばせます。

がんが大きくなると、がん細胞からいろいろな毒素が出てきて体が痩せ、全身が衰弱していきます。これを、「がん性悪液質《あくえきしつ》」と言います。食べられなくなることは、本人よりも家族がショックを受ける場合が多いです。**それを改善させようとして高カロリー輸液が追加されることが多いのですが、実は逆効果なのです。水分過剰により咳《せき》や痰《たん》で苦しむだけでなく、がんが急速に大きくなり、命を縮めます。**さらにそこに、抗がん剤という毒物を加える行為は、ブドウ糖でがん細胞を喜ばせて毒物で全身を鞭打《むち》ちしているような状態だと思います。

がんの終末期における高カロリー輸液と酸素吸入は、むしろ命を縮めるということは覚えておいてください。延命治療には、延命と縮命の分水嶺があるのです。

ヒント4-23 糖尿病治療とがん治療、どちらを優先するべきでしょうか

さらに、糖尿病もあるがん患者さんの場合、インスリンを打ちながら抗がん剤治療も高カロリー輸液もやっているという人をお見かけします。しかし、冷静に考えてみてください。**そもそも高カロリー輸液でブドウ糖を入れなければ、インスリンを打つ必要はないはずです。**

また、高カロリー輸液が必要なほど体力が低下しているのならば、抗がん剤の毒性に耐えられる体力が残っているとは思えません。

そんな患者さんを大病院から紹介されるときは、腫瘍内科の先生と糖尿病の先生から2通の紹介状が届きます。同じ病院に通っていながら、まったくバラバラの所見が書かれていることもあります。腫瘍内科の先

生はがんのことしか、糖尿病の先生は糖尿病のことしか診ていないのでしょう。**現代医療は臓器別縦割り医療ですが、がん患者さんにこそ全人的医療が必要ではないでしょうか。**

私は、高カロリー輸液を入れながら抗がん剤治療を続けているがんの患者さんの在宅医療を病院から依頼されたときは、患者さんとご家族に時間をかけて説明した上で、高カロリー輸液を止めています。

家に戻った安心感もあるのでしょうが、高カロリー輸液の中止だけでもごはんが少し食べられるようになります。いろいろな延命処置をグッとこらえて、自然に任せていれば、たとえ死期が近づいても、脱水に傾くため咳や痰に苦しむこともなく、穏やかに過ごすことができます。たとえ**がん性腹膜炎であっても亡くなるその日まで何かしら口から食べて、トイレで排泄《はいせつ》して、話ができることがいくらでもあるのです。**

ヒント

4-24

膵臓がんの5年生存率が3倍高い町がやっていること

実は町ぐるみで膵臓がんの早期発見に取り組み、実際に成果を上げている自治体があります。広島県尾道市では、2007年から開業医と専門病院が密接に連携することで治療成績が向上しているのです。

市内の開業医が、膵臓がんの危険因子を二つ以上持っている患者さんに対して問診と腹部エコーを行い、膵管拡張や膵のう胞が見つかったら市内の専門病院に紹介する。そして超音波内視鏡や腹部CT、MRCPなどを使った精密検査を行うということを8年以上続けた結果、同市における膵臓がん5年生存率は全国平均の3倍近い20%にまで向上しました。

膵臓がんの進行度には、ステージ1の前に、がんが膵管内に留まっているきわめて早期のステージ0が存在するという考え方もあります。もし**ステージ0で発見できれば、手術だけで完治し、抗がん剤治療が不要**な場合も多くあります。

国の統計ではステージ0の患者さんは、膵臓がん全体のわずか1・1%しかいません。ところが**尾道市では4・6%と全国平均より4倍も高く、**5年生存率の向上に寄与しているのでしょう。かかりつけ医が膵臓がんリスクをチェックすることがいかに重要かがわかります。

「はじめに」で、糖尿病と膵臓の両方を診ている医者はあまりいないのでは、と書きました。**糖尿病専門医は糖尿病だけ、膵臓専門医は膵臓だけを診ます。しかし膵臓がんに関心が高いかかりつけ医（開業医）なら両方を診ることができるはずです。**尾道市の取り組みは「尾道方式」と呼ばれ、全国の自治体にも広がっています。山梨県や盛岡市、大阪市、熊本市などでも同様な取り組みが始まっています。

ヒント

4-25 開業医と専門医を上手に使えば、膵臓がんと長く共存が可能です

全国で実施されているメタボ健診は内臓肥満をターゲットとしたものですが、最近は頸動脈《けいどうみゃく》エコーで動脈硬化の評価を行う自治体も増えています。心筋梗塞《こうそく》や脳梗塞、閉塞性動脈硬化症といった動脈硬化から引き起こされる病気を予防するためです。個人的には、どうせ頸《くび》にエコーを当てるならば、おなかにも当ててほしいです。糖尿病の人を診たとき、気になるのは動脈硬化だけではなく、膵臓がんもとても気になるのです。

血液検査により膵臓がんを早期発見する試みも全国ではじまっています。国立がん研究センターなどは、血液中の「アポリポプロテインA2アイソフォーム」というタンパク質が膵臓がんでは低下することに着目

し、２０１７年７月から、鹿児島県内の地域健康診断で、血液検査でこのタンパク質が低下していた人に対して精密検査を行う臨床研究をはじめました。

胃がん、大腸がん、肺がん、乳がん、子宮がんは、自治体が主導してがん検診が行われています。ところが膵臓がん検診はまだ一部の地域のみです。そこで**糖尿病患者さんが賢くなって、開業医と専門病院を上手に使えば、１センチ以内で発見される膵臓がんはもっと増えるはずだと私は信じています。**膵臓がんは外科手術が唯一の根治療法なので、１センチ以下で早く見つけて早く手術を行うのがベストです。私も、**糖尿病、過度の飲酒、喫煙、慢性膵炎、家族歴、肥満の６点に注目**して、いくつか当てはまる人には年に１回は腹部超音波検査を受けるよう勧め、その結果、膵管の拡張や膵のう胞の多発が認められたら、超音波内視鏡検査（ＥＵＳ）や磁気共鳴胆管膵管造影検査（ＭＲＣＰ）ができる施設に紹介するかどうかを相談しています。

POINT!

膵臓がんは、
「発見しにくい・手術が難しい・再発が多い」。
糖尿病、過度の飲酒、喫煙、慢性膵炎、家族歴、
肥満に当てはまる人は、膵臓がんになりやすい人。
しかし、腹部エコーと腫瘍マーカーの組み合わせで、
1センチ以内で早期発見できれば、
5年生存率は8割に!

最終章

膵臓に負担をかけない生き方Q&A

Q1 先日の検査で、HbA1cが6・5%を超えてしまいました。どうすればいいでしょうか？

「膵臓《すいぞう》が疲れてきていると考え、膵臓に負担をかけない生活に切り替えましょう。とくに、今までの食べ方をリセットしましょう」

糖尿病も膵臓がんも、膵臓の病気です。膵臓が疲弊すれば、糖尿病にもなるし膵臓がんにもなる。この章では、膵臓を疲れさせない、膵臓に負担をかけない生活を提案します。

血糖値が食後に一時的に急上昇する血糖値スパイクは、メタボ気味の中年のみならず、痩せ型の若い女性にも、さらには小学生にも高頻度で見られるので、子どものときからはじめるべきです。まさに「食育」です。大人であれば職場の健康診断でＨｂＡ１ｃを測定するところが増えています。昨年と比べてどうか、５年前に比べてどうか。徐々に数値が高くなっているなら、膵臓に負担がかかっている証《あかし》です。糖尿病があること自体すでに膵臓に負担がかかっている状態です。健康で長生きしたければ、膵臓を労《ねぎら》う食事と運動（歩行）を心がけましょう。いずれにせよＨｂＡ１ｃが６・５％を超えたら、まずは、かかりつけ医に相談してください。もし手に負えないと判断されたなら、糖尿病専門医に紹介してくれます。地域における各専門医とかかりつけ医の連携が、全国各地で進められています。

Q2

父親が60歳で膵臓がんに、母親は78歳で胃がんと診断されました。そして私は糖尿病に。どう生きればいいですか?

「親兄弟に、50歳~60歳以下でがんになった人が2人以上いれば、がん家系と言えるかもしれません。だから、ご先祖様の病歴も知っておきましょう」

「がん家系だから心配だ」と言う人は多くおられます。しかし、冷静に考えてみてください。日本人の2人に1人はがんになります。ということは両親のどちらかががんになってもおかしくないし、4人いる祖父母のうち2人ががんになってもおかしくない。統計上は、両親と両祖父母の計6人のうち3人はがんになり、2人はがんで亡くなる計算になるのです。でも、50歳未満で膵臓がんになった家族がいる、あるいは家族内に膵臓がんの患者さんの人数が多ければ、「もしかしたら自分も」と思って、膵臓に負担のかからない生活を意識することをお勧めします。

また、糖尿病は体質が大いに関係します。膵臓のβ細胞が強い家系もあれば弱い家系もあります。民族によっても違います。たとえば、ポリネシア系の人はβ細胞が強いのだそうです。家族に糖尿病の人が多い「糖尿病家系」もあります。そして糖尿病があるとがんにもなりやすいので、糖尿病家系の人はがん家系でもあるのです。やはりもって生まれた体質はあるので、ご先祖様の病気を知っておくことが自分の体を知ることに役立ちます。

Q3 わかっちゃいるけど、痩せられません。そんなに大食いではないのに、50歳を過ぎたあたりからメタボ街道驀進中《ばくしんちゅう》です。どうすれば？

「体重と内臓脂肪を減らす第一歩は、毎日こまめに体重計に乗ることでしょう。記録するだけで、不思議と痩せられます」

10年ほど前に、評論家で文筆家の岡田斗司夫《としお》さんが書いた『いつまでもデブと思うなよ』という本がベストセラーになりました。

そのなかで紹介され、当時流行《はや》ったのが、毎日の食事内容、体重をただ記録するだけで痩せるというレコーディング・ダイエットです。えっ？　それだけで、と思うかもしれませんが、これは「認知行動療法」と言って立派な治療方法の一つです。しかも、お金もかからない、言わば「0円ダイエット」。自分の行動（食事）、具体的な数字（体重）を記録すると、客観的に見られて、自分の行動が自《おの》ずと変わってくる。最近は、記録に便利なスマホの無料アプリもたくさんあります。

1ヵ月続ければ、自然に痩せるという結果が出るはずです。朝起きてすぐとか、入浴の後とか、寝る前など、毎日決まった時間に、できれば、朝晩2回、体重計に乗ることを日課にしてみてはどうでしょうか。それだけで、どんな食生活をすれば太るのかが、自然と自覚できるようになります。

Q4

血糖値を自分で測れる器械を探しているのですが、お勧めはありますか？

「最近は、針を刺さなくてもいい器械もあります。自己注射を行っている患者さんは、保険も使えます」

　これまでの血糖自己測定器は、指先などをピッと針で刺して血液を出し、その血液を測定器につけたセンサーに染み込ませて測定するというものでした。新しく登場した「フリースタイルリブレ」という血糖自己測定器は、５００円玉くらいの大きさのセンサーを上腕などに貼っておくと、最長2週間、自動で血糖値を測定し、15分ごとに自動で記録され、専用のリーダー（スマホのような形をした読み取り機）をかざすだけで血糖値を確認できます。センサーの中央についた小さな針が皮下で間質液中のブドウ糖濃度を測定し、それを血糖値に換算しています。２０１７年からは、インスリンやＧＬＰ－１受容体作動薬の自己注射を行っている糖尿病患者さんは保険診療で提供できるようになりました。それ以外の一般の人は自費で、２週間分のセンサーとリーダーを合わせて１万５０００円程度です。糖尿病のクリニックや大きめの薬局で取り扱っていますし、ネット通販でも購入できます。

この器械、自らが糖質制限をしている一部の医者たちに人気があります。飲み会の席では「今、なんぼ？」なんて会話が繰り広げられています。これで血糖値スパイクも見つかります。糖尿病と付き合ううえで大切なのは「セルフメディケーション、つまり自己管理」です。体重を知る、血糖値の動きを知ることは、自己管理を続けるうえで励みになると思います。

Q5 薬よりも、厳しい糖質制限を強く勧めるお医者さんがいますが、信じていいのでしょうか？

「糖質も脂質も、摂り過ぎも摂らな過ぎも、膵臓の負担になります。中庸がいちばんです」

糖質制限に対する私の結論は、「ほどほどに」です。結局は当たり前の話になりますが、「中庸」がいちばんではないか。

たしかにお米やパンや甘いものの食べ過ぎは、膵臓の内分泌のほう、つまりはインスリンを分泌する膵臓のβ細胞に負担をかけます。

一方、糖質を制限し過ぎると、相対的に脂肪分の割合が上がるため、膵臓の外分泌への負担が心配になります。脂肪を過剰摂取すれば、膵臓は、脂肪を分解する消化酵素をたくさん分泌しなければいけません。肉は大事なタンパク源です。しかし食べ過ぎはやっぱりいけない。肉は、胆汁酸と膵液がまじり合って消化されるのですが、それが大腸まで流れ込むと、大腸の粘膜を刺激します。そのため、肉ばかり食べている人の粘膜を大腸カメラで見ると、茶色い胆汁がこびりついていたり、ポリープが何個もできていたりします。色調をパッと見ただけで「あ、肉食の人だな」とわかります。糖質制限推進者はそんなことは知らないのかもしれません。大切なことはバランス感覚でしょう。何事も極端はよくありません。「ほどほど」や「中庸」という言葉を意識して、どうか膵臓に優しい食事をしてください。

Q6 糖質制限をして「ケトン体」が増えると、頭がクリアになるというのは、なぜですか?

「脳内で報酬系の物質が出ているようです。しかし、切り替わる前にはイライラすることも」

第3章で、糖質を摂らなくなると、エネルギー源がブドウ糖からケトン体に切り替わるというお話をしました。実は私も、1週間ほど糖質制限ダイエットを試したことがあります。たしかに体重は3キロほど落ち、メタボ腹も多少は改善しました。でも、ちょっとイライラするし、患者さんから「やつれたね」「がんじゃない?」と心配され、まもなく元の生活に戻りました。なおかつ、糖質制限中に血液中のケトン体値を測ると、ほんの少ししか増えていませんでした。どうやらスイッチが切り替わるまでには一定期間かかるようです。というわけで、私自身は、エネルギー源がケトン体に切り替わったらどういう感覚になるのかまだ実感していません。ただ、実践者に話を聞くと、「頭がすっきりする」「理想郷だ」「ハッピーになる」などと言います。ある種の快楽物質なのでしょう。ある刺激を受けると、脳がドーパミンというホルモンを出して快楽を感じ、また同じ刺激を欲するようになる。そうやって「報酬系」の回路が脳内に形成されるわけです。

糖質制限を推進する専門家は、糖質には依存性があると言います。ではケトン体はどうでしょうか。ケトン体が増えることが快楽であるならば、そこにも報酬系が働いてしまうのではないか。ケトン体依存症にはならないのか、という疑問があります。

Q7
糖尿病になったら、白米より玄米をと言われました。なぜ、玄米食がいいのでしょうか？

「玄米のほうが、GI値が低いからです。嫌いでないのなら、低GI食に切り替えてみましょう」

食後、膵臓にかかる負担を減らすには、血糖値が上がりにくい食品（低GI食と言います）を選ぶべきです。GI値は、グリセミック・インデックスの略で、食後血糖値の上昇度を示す指標です。GI値が小さいほど、インスリンが過剰に分泌されないので、太りにくくβ細胞の負担も減らせます。ブドウ糖のGI値を100とすると、白米は85、うどんも85、コーンフレークは75、そばは54、玄米は50。炭水化物を摂るときには、低ＧＩ食を選んだほうがインスリンの枯渇を防げます。白米と玄米でなぜこんなにもＧＩ値が違うのか。それは、白米は精製される過程でビタミンＢや食物繊維などの栄養素が失われて、ほぼ糖質ばかりになってしまうからです。

一方、精製されていない玄米には、ビタミンＢ群、Ｅ群、カルシウム、マグネシウム、食物繊維など、糖質以外の栄養素が残っています。小麦粉も同じで、精製された白い小麦粉よりも、小麦を丸ごと粉にした全粒粉のほうが、ビタミン、ミネラル、食物繊維が豊富で、ＧＩ値も低い。白パンよりも全粒粉のパンのほうが血糖値の上昇はゆるやかになります。いろいろな健康ブームが生まれては過ぎ去っていきますが、玄米は本物だと思います。白米より玄米、白パンより全粒粉パンやライ麦パン、うどんよりそば。選べるときには、色のついたほうを選ぶと、膵臓がん予防にとっては好都合です。

Q8 糖尿病と膵臓がんを悪化させないためには、肉と魚、どちらを食べるべきですか?

「肉か、魚かではなくて、肉も、魚もバランスよく食べてください」

肉もよいし、魚もよい。やっぱり極論ではなく中庸が大事です。

人類の歴史を振り返れば、米が作れるようになる前までは、ずっと肉やドングリなどの木の実を食べていたのだから、肉を食べることは、先祖代々から続く本来の習慣でしょう。また、現代の諸先輩方を見ても、100年以上長生きする人は肉を食べています。75歳以上の後期高齢者ではタンパク質の摂取量が少ないと、死亡のリスクが高くなるという研究もあります。一方で魚は、タンパク源というだけではなく、魚の脂に多く含まれるＤＨＡ（ドコサヘキサエン酸）やＥＰＡ（エイコサペンタエン酸）には活性酸素や炎症を抑える効果があります。

65歳未満の若い人、とくに中年男性の場合、栄養の摂り過ぎによるメタボリックシンドロームが心配ですが、高齢者になると、低栄養による筋肉量の減少、それによって引き起こされる筋力や身体機能の低下というサルコペニアのほうが心配です。行き過ぎた粗食は禁物です。

だから、高齢者こそ肉も魚も食べてください。「昨日は魚だったから、今日は肉」というように、肉と魚を１日おきに食べるくらいがちょうどいいでしょう。

また、もし肉料理を食べると胃もたれがするときには、夕食ではなく昼食に食べてみてください。胃も膵臓も昼にもっとも活発に働きます。そのため、昼食の時間帯がいちばん胃もたれを起こしにくいのです。

Q9 最近は油がブームですが、糖尿病になったらどんな油がよいのでしょうか？

「生食ならば、オメガ3系。調理をするならオメガ9系を選びましょう」

糖質制限をしているのに、悪い油を多く含む食品を食べ過ぎている人がいます。悪い油の代表格が、トランス脂肪酸。安価で製造することができる加工油脂で、マーガリンやショートニング、ファットスプレッド、コーヒーフレッシュ（ちっちゃいミルクのアレ）などに多く含まれているので、これらを原材料とした市販のお菓子、パン、揚げ物などによく含まれています。あと「摂り過ぎると悪い」と言われるのが、「オメガ6

系」と呼ばれる油です。大豆油やコーン油、紅花油、ゴマ油などに多く含まれ、外食や惣菜《そうざい》の揚げ物、炒め物によく使われています。

では、よい油はと言うと、いちばんが「オメガ3系」と呼ばれる油です。魚の脂に多く含まれるDHA、EPAはまさにこのグループ。そのほかエゴマ油やアマニ油などがオメガ3系の油ですが、これらは加熱に向かないので、サラダやお豆腐にかけるような使い方がお勧めです。オメガ3系ほどではないけれど、比較的よい油なのが「オメガ9系」と呼ばれるもの。その代表がオリーブオイルです。香りもよいのでパンにつけたりしても美味《おい》しいし、加熱調理にも使えます。毎日毎食摂りやすいので、悪い油を控えるためにも、オリーブオイルを活用したらいいでしょう。糖尿病の人は、実は中性脂肪、悪玉コレステロール値も高い。連動しているのです。その背景には、悪い油を使った食品の摂り過ぎがあるので、注意してください。

Q10

長年の早食いが、なかなか直らないのですが、痩せる食べ方はありますか？

「食べる順番、噛《か》む回数で血糖値スパイクを起こさない食べ方ができます」

第2章で、食事のたびに血糖値が激しく上下する「血糖値スパイク」こそが、血管の壁に負担をかけて血管を老けさせる、と書きました。この血糖値スパイクへの処方せんは、薬剤ではありません。生活習慣を少し変えるだけで改善できます。

まずは、食事の際の食べる順番に着目してください。真っ先にごはんから食べる人がいますが、実はこれは血糖値がもっとも急上昇する食べ方です。正しい順番は、「野菜やサラダ↓魚や肉、おかず↓ごはん」です。野菜やサラダを先に食べるのは、これらに含まれている食物繊維が糖質の吸収をおだやかにしてくれるから。だから、食物繊維が豊富な海藻やキノコなども、最初に食べる食材候補です。

料亭の会席料理を思い出してみてください。まず先付としてちょっとした野菜料理などが出ます。それから、刺身や焼き物、煮物などが来て、最後にごはんという流れです。まさにこの順番こそが、血糖値スパイクを起こしにくい食べ方です。まったく同じ食事内容でも、食べる順番で食後の血糖値の変動が大きく異なってくることを意識してください。

また、「何回咀嚼《そしゃく》するか」「どれだけ時間をかけて食べるか」でも、血糖値変動は大きく変わります。子どものとき「よく噛んでから飲み込みなさい」と言われましたよね。噛めば噛むほど、糖質の吸収がゆるやかになり、血糖値の上昇カーブはゆるやかになります。1回ずつ、お箸《はし》をテーブルに置いて食べる「箸置きダイエット」もお勧めです。

Q11

毎日お酒を飲んでしまいますが、やはり、膵臓がんにとってはリスクですか？

「少しなら飲める……という人が、実はいちばん膵臓へのリスクが高いのです」

ここまで食べ方の話をしてきましたが、飲み方、アルコールとの付き合い方もとても大切です。タバコは百害あって一利なしですが、アルコールは適量を飲めばまさに百薬の長。しかし、その感受性は体質によって大きく異なります。アルコールの体内処理能力は、あらかじめ遺伝的に決まっているのです。いくら飲んでも顔に出ない人はアルコール分解酵素をもっていますが、日本人では少数派。反対に、まったくの下戸も少数派です。大半の日本人は、お酒を少しは飲めるけれどすぐに顔が赤くなる「フラッシャー」と呼ばれる人です。最近の遺伝情報の研究によると、日本人は、お酒に弱い体質の人が増えるように何千年もかけて進化してきたそうです。この「少しなら飲める人」が、膵臓や肝臓の病気、食道がんに関してはいちばん危険なグループです。毎日飲み続けるうちに分解酵素が「誘導」され、飲める量が徐々に増えていきます。だから、本来は弱いのに、ついつい飲んでしまう。私自身も20歳のときはビール1杯で吐いていました。しかしあれから40年。自然と飲める部類になりました。これは危険な兆候ですが、幸い、在宅患者さんからの夜間の呼び出しに備える関係上、自重する夜が多いので何とか助かっています。

一般に、晩酌の習慣はアルコール依存症への第一歩です。寝る前に1杯飲まないと眠れない方は、すでに依存状態です。

よく「週2日は休肝日を」と言いますが、本当です。慢性膵炎や膵臓がんのことを考えるなら、「お酒は1日おきで」くらいの気持ちで。

Q12

糖尿病と診断されました。ライフスタイルを変えたいのですが、貯金もなく、どうすればいいのかわからずにいます。

「歩く！　という0円でできる有酸素運動があるじゃないですか！」

お勧めはウォーキングです。ただ歩くということ。私は、糖尿病をはじめ、現代病の大半は歩かないことが原因だと思っています。生活習慣病と呼ばれる病気は、歩くほどに改善し、薬が減り、やがて薬いらずになる人がたくさんいます。

糖尿病の人は、毎日20分（約2000歩）のウォーキングでHbA1c

が0・7％低下するという研究結果もあります。これは血糖降下薬1剤分に相当する効果です。薬を飲めば、必ず大なり小なり副作用がありますが、歩行には、よっぽど歩き過ぎない限り、悪いことはありません。道や公園を歩くのにお金は一切かかりません。少しだけお金をかけるとしたら、歩きやすいウォーキングシューズと歩数計、両手を空けるためのリュックサックのみ。歩数計の効果は抜群です。先のレコーディング・ダイエットと同じで、感覚で行動を起こすよりも、具体的な数字を自覚して行うほうが効果が上がるからです。

では、1日何歩を目標に歩けばいいのか。よく「1日1万歩、歩きましょう」と言われますが、目標とする数字は年齢や病気の有無によっても変わります。平均的には1日6～8000歩がいいと言われますが、高齢者や膝が悪い人、心臓の病気がある人は、1日10分程度からはじめてみましょう。何事も、ほどほどに。痛みや息苦しさがあれば、無理はしない。毎日歩いているうちに、自然と歩ける体力がついてきます。

Q13

ウォーキングをしようと思うのですが、1日のうち、いつ歩くのがお勧めでしょうか？

「食事のあとの歩行が、血糖値スパイクの改善にも役立ちます」

膵臓を労《いたわ》る意味でも、歩行はとても役立ちます。食後に一時的な高血糖を起こす血糖値スパイクがあると膵臓に負担をかけるということは、繰り返し伝えてきました。血糖値が急上昇すると、それを感知した膵臓のβ細胞がインスリンをたくさん出すからです。この血糖値スパイクを改善する方法の一つが食べる順番を工夫することですが、「食後すぐの歩行」も血糖値スパイクの改善に役立ちます。

食後はちょっとゆっくりしたほうがいいのでは、と思う人は多いでしょう。私も以前はそう思っていました。食後すぐは消化吸収のため、血流が胃や小腸に集まります。それを妨げてはいけないというのが、これまでの考え方でした。しかし歩くことで手足を使うと、血流はそちらにも必要になるので、小腸からのブドウ糖の吸収がゆるやかになり、血糖値スパイクが改善されます。食後すぐに歩くのと、2時間後に歩くのでは、血糖値スパイクの形がまったく違うものになります。自宅やオフィス内をうろうろするだけでも、その場の足踏みをするだけでも構いません。食後すぐに少しでも手足を動かすことで、血糖値スパイクは容易に改善できることを知っておいてください。食べる順番や食後のちょっとした歩行だけでも血糖値スパイクは改善できます。将来起こり得るがんや認知症を減らすためにも、ぜひ今日から実行してください。

あとがきにかえて

30年以上前、私が入局した大阪大学第二内科には、メタボの提唱者である松澤佑次先生、インスリン治療の権威である難波光義先生、1型糖尿病の権威である花房俊昭先生など錚々《そうそう》たる先輩たちがいました。と言っても、お三方ともお若くまだ助手という立場だったので、それぞれの分野で権威となられる少し前のことです。私はまだ駆け出しの医者でしたが偉大な先輩方から直接教えを受けるという幸運に恵まれました。大阪大学第二内科は、医局員が100人をゆうに超える大所帯でしたが、医局内でさまざまな行事がありました。とくに学会の前に行う予行演習では激しい議論を聞くことができました。そんな総合内科とも言える素晴らしい医局に所属していた5年間に、糖尿病の話を聞く機会が毎日のようにありました。

一方、自分が所属した第二内科のなかの胃腸膵研究室で与えられた研究テーマは、ガストリンという胃袋から出るホルモンの研究でした。その研究の傍ら、日々の耳学問で糖尿病をはじめとした内科全般、とくに「ホルモン」を扱う内分泌学についての知識を得ていきました。大学病院では胃、大腸、膵臓の診療にも従事しました。ERCPなどの膵臓の特殊検査や膵臓外来も担当しました。ガストリンの研究成果が外国の雑誌に載り医学博士を授与された後は、市立芦屋《あしや》病院の内科勤務を命じられました。そこでは消化器全般の検査や内視鏡治療を行うとともに、糖尿病をはじめ内科系の病気を総合的に診《み》ることができる立場になりました。こうして私は、糖尿病も診て膵臓がんなどの消化器系のがんも診る医者になりました。

そして1995年、阪神・淡路大震災がありました。

市民病院は一挙に野戦病院と化し、いろいろなことが目まぐるしく起こりました。それを契機に、同年の夏、尼崎の地で開業させていただきました。以来、町医者として、糖尿病をはじめとする生活習慣病も診れば、胃や大腸、そして膵臓も診る生活は現在も変わっていません。

それが町医者だと信じています。ゴルフ場や飲み屋に行くと必ず「ところで先生のご専門は何ですか？」と聞かれますが、いつも「なんでも診る科です」と答えると毎回、引かれます（笑）。でも決して冗談ではなく本気でそう思っています。

今は「なんでも診る科」の医者になりたくても、なれない時代です。それは年々臓器別の縦割りの診療体制になっているからです。

昔は内科は内科でしたが、今は内科のなかでも循環器科、消化器科、神経内科などいくつにも細かく分かれています。大病院では臓器別縦割りシステムが互いの越境を許しません。たとえば消化器の医者が糖尿病を診ると、他の医者の領域を侵すことになります。**だから糖尿病を診る医者、膵臓を診る医者はそれぞれいても、糖尿病も膵臓も同時に診ている医者はなかなかいません。**ですから私のように、医者になってから35

年間ずっと、糖尿病の患者さんも、膵臓の患者さんも両方診てきたという医者は稀《まれ》だと思います。そんな医者だから書けたのが、この本です。

糖尿病は、生活習慣を変える心がけ次第でよくなります。
膵臓がんも、こまめに検査を受けることでリスクは減らせます。

病気になったからと言って人生を投げ出さないでください。
人生とは、二河白道《にがびゃくどう》。
もうダメだ、と思っても一歩踏み出すことで、新たな生き方が見えてくるはずです。

2018年 師走　　長尾和宏

長尾和宏の好評既刊

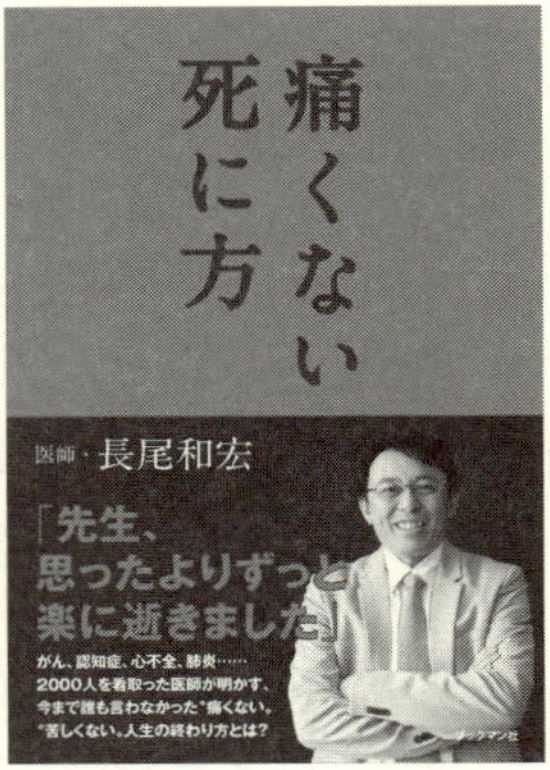

痛くない死に方

痛いのが怖い、すべての人に贈る！

「思ったよりずっと楽に逝きました。

苦しくも、痛くもなさそうでした。

ありがとうございました。家で看取れて良かったです」。

在宅での看取りの直後、ご家族は必ずこう言われる。

在宅医の私は、ご自宅で苦痛に歪んだお顔で旅立たれた方を見たことがない。

がん、認知症、心不全、肺炎……2000 人を看取った在宅医が明かす今まで誰も言わなかった“痛くない”“苦しくない”人生の終わり方とは？

平穏死という視点から、「痛くない死に方」について分かりやすくまとめた１冊！

四六判・並製　本体 1,000 円（税別）

長尾和宏の好評既刊

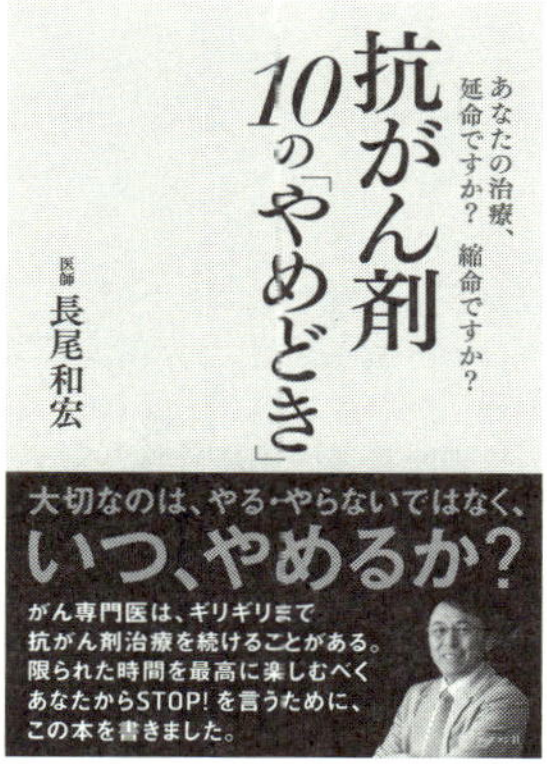

抗がん剤 10 の「やめどき」

抗がん剤をあなたにとって一番よいタイミングで
STOP するために。
「抗がん剤の奏功率」「５年生存率」
「余命宣告」「腫瘍マーカーの数値」…。
医者の言葉や数字に振り回されるのではなく、
あなた主体で「やめどき」を見極めよう。
あなたが頑張れるところまで。
それが有意義な人生（QOL）を導く。

多くのがん患者を在宅医療で支えている町医者だから言える、
わかりやすい 10 の「やめどき」。
大病院が教えてくれない抗がん剤の光と影の部分を、小説にした新たな試み！

四六判・並製　本体 1,333 円（税別）

参考資料：『国立がん研究センターの肝・胆・膵がんの本』（小学館）、『糖尿病、認知症、がんを引き起こす血糖値スパイクから身を守れ！』（宝島社）

著者プロフィール

長尾和宏（ながおかずひろ）

医学博士。医療法人裕和会理事長。長尾クリニック院長。一般社団法人日本尊厳死協会副理事長・関西支部長。日本慢性期医療協会理事。日本ホスピス在宅ケア研究会理事。全国在宅療養支援診療所連絡会理事。一般社団法人エンドオブライフ・ケア協会世話人。一般社団法人抗認知症薬の適量処方を実現する会代表理事。関西国際大学客員教授。2012 年、『「平穏死」10 の条件』がベストセラーに。近著に『痛くない死に方』『薬のやめどき』『男の孤独死』『病気の９割は歩くだけで治る！』など。病気の予防から看取りまで寄り添う総合診療の大切さを伝え続けている。

糖尿病と膵臓がん
長生きするためのヒント

2018 年 12 月 25 日　初版第一刷発行
2019 年 3 月 12 日　初版第三刷発行

著者　長尾和宏

ブックデザイン　アキヨシアキラ
本文デザイン　岩井康子（アーティザンカンパニー）
構成　橋口佐紀子
校正　櫻井健司
編集　黒澤麻子　小宮亜里
営業　石川達也

発行者　田中幹男
発行所　株式会社ブックマン社
〒 101-0065　千代田区西神田 3-3-5
TEL 03-3237-7777　FAX 03-5226-9599
http://bookman.co.jp

ISBN978-4-89308-911-3
© KAZUHIRO NAGAO,BOOKMAN-SHA 2018 Printed in Japan
印刷・製本：凸版印刷株式会社
定価はカバーに表示してあります。乱丁・落丁本はお取替えいたします。
本書の一部あるいは全部を無断で複写複製及び転載することは、法律で認められた場合を除き著作権の侵害となります。